Dada Peng

Knockin' on Jimmy's Door

Dada Peng

Knockin' on Jimmy's Door

Wie wir glücklicher leben, wenn wir zu sterben lernen

HERDER

FREIBURG · BASEL · WIEN

FSC
www.fsc.org
MIX
Papier aus verantwortungsvollen Quellen
FSC® C083411

www.herder.de

Satz: Carsten Klein, Torgau
Herstellung: CPI books GmbH, Leck

Printed in Germany

ISBN Print 978-3-451-60113-2
ISBN E-Book (EPUB) 978-3-451-82726-6

Und so sollte ich nicht wiederkehren
von da oder dort
sollte ich nicht mehr zurück kommen an diesen Ort
so sagt doch allen:
Ich bin hier gewesen.

Inhalt

Vorwort

Mein Mitleid mit Sterbenden hält sich in Grenzen. Um ganz ehrlich zu sein: Es ist nicht existent. Um Mitleid mit jemandem zu haben, muss ja zunächst der Umstand eintreffen, dass jemandem ein Leid passiert. Und entgegengesetzt zu dem, was du wahrscheinlich bis jetzt aus allen Richtungen über den Tod gehört hast, sage ich dir: Der Tod ist kein Leidensbringer, kein Sensenmann und auch kein schlimmes Schicksal. Er ist einfach das, was er ist. So wie ein Stuhl ist, was er ist, so wie ein Drink ist, was er ist, so wie ich der bin, der ich bin.

Seit zwanzig Jahren beschäftige ich mich täglich mit dem Thema Tod und Sterben und bin seit über zwanzig Jahren Unterstützer der Hospizbewegung. Was ich in all dieser Zeit gelernt habe, ist, dass fast alles, was wir über den Tod und die Zeit des Sterbens denken, Schwachsinn ist. Wir haben den Tod so tabuisiert, so als Arschloch gekennzeichnet, dass niemand wirklich Lust hat, über ihn zu sprechen oder sich mit ihm auseinanderzusetzen. Allein schon der Name »Tod« ist nicht wirklich sexy. Jedes Mal, wenn ich auf einer Party, in der S-Bahn, in einem Meeting, wo auch immer, nur das Wort »Tod« erwähne, ist die Stimmung dahin.

Deshalb werde ich hier in diesem Buch dem Tod einen neuen Namen geben. Er heißt ab jetzt Jimmy. Jimmy Gonzales Fernando Jeshua Mayer. Einfachheitshalber werde ich ihn nur Jimmy nennen. So wie Madonna oder Cher.

Bei Jimmy ist es genauso wie mit jeder anderen Beziehung, die du in deinem Leben hast, hattest, haben wirst. Du kannst für alle deine Fehler dein Gegenüber verantwortlich machen, oder du übernimmst selbst die Verantwortung und gestaltest die Beziehung aktiv. Das ist in einer Liebesbeziehung sogar wesentlich schwieriger als mit Jimmy, denn Jimmy ist ein komplett offenes Buch. Er ist schmerzhaft ehrlich, denn er hat es einfach nicht nötig zu lügen. Aus meiner Erfahrung heraus gesehen, ist das wesentlich mehr, als man von einer Liebesbeziehung erwarten kann.

Verantwortung für das eigene Leben zu übernehmen ist etwas, das Jimmy mir beigebracht hat und wofür ich ihm unendlich dankbar bin.

Wenn wir uns mit der eigenen Endlichkeit, mit dem eigenen Sterben befassen, bedeutet das auch, dass wir unser Leben neu bewerten. Und ich glaube, in den allermeisten Fällen wächst dann ein unabdingbares Verlangen, das eigene Leben so zu gestalten, wie es einem naturgemäß entspricht.

In viele Bereiche unseres Lebens werden wir hineingeboren. Wir werden auf eine gewisse Art und Weise erzogen und konditioniert. Uns wird gesagt: »Das ist gut, und das ist böse, das macht man, und das macht man nicht.« Die große Herausforderung bei vielen von uns im Leben besteht aber nicht darin, diese Glaubenssätze trotz aller inneren Widerstände zu leben, sondern an den Punkt zu kommen, an dem wir uns von allem, das wir intellektuell nicht nachvollziehen können, von allem, das uns nicht entspricht und das wir einfach nicht glauben können, zu befreien.

Reincarnate yourself!

Nicht jede Mutter ist in der Lage, ihr Kind zu lieben. Die Lösung dieses Dilemmas liegt aber nicht darin, es krampfhaft ein Leben lang zu probieren, sondern zu akzeptieren, dass es einfach so ist. Ohne Groll und ohne Schuldzuweisungen. Ein Ochse kann einfach keine Milch geben. Und manche Mütter können einfach ihr Kind nicht lieben. That's it.

Manch ein Bänkersohn möchte Ballerina werden. Und manch eine Anwaltstochter möchte keine feste Bindung, sondern Sex mit Fremden. Manch ein Muslim möchte Cheeseburger essen. Und manch einer möchte einfach nur zu Hause sitzen und RTL 2 gucken.

Was sagt Jimmy zu alledem? Er sagt:

»Alter, es ist dein Leben, und dank mir weißt du, es ist begrenzt. Und dank mir weißt du, was uns alle eint: Mensch zu sein, zu leben und irgendwann zu sterben. Sieh zu, dass du glücklich wirst, und sieh ein, dass das Unglück von anderen für dich kein Glück bedeutet. Unser aller Leben ist gleich viel wert. Wir kommen auf die Welt – das Leben, es ist zehn Euro wert. Es könnten auch zweihundert Euro oder fünfzig Euro sein oder sogar nur ein Euro. Der Betrag ist völlig egal. Wichtig ist, dass er für uns alle gleich ist und nicht an Wert verlieren oder an Wert gewinnen kann. Von daher sage ich: zehn Euro! Und wenn wir sterben, ist es immer noch zehn Euro wert. Egal, was wir im Leben geleistet haben, egal, was wir gemacht oder nicht gemacht haben, es ist und bleibt zehn Euro wert. Wenn du also meinst, du könntest deinen Selbstwert steigern, indem du irgendwen heiratest, in irgendeine Position kommst oder sonst was, vergiss es! Ich sag nur: zehn Euro!«

Der Umgang mit Jimmy kann dazu führen, dass du nicht etwa dein Sterben überdenkst, sondern dein Leben. Deshalb: Mach dich bereit, dass du am Ende der Lektüre vielleicht deinen Mann verlässt oder in Thailand eine Pommes-Bude aufmachen möchtest. Oder dass du realisierst, dass da, wo du gerade bist, alles genau so ist, wie es sein soll.

Glücklich zu sterben setzt voraus, glücklich gelebt zu haben. Und glaub es mir oder nicht, dabei kann Jimmy helfen.

Ich habe viele Menschen sterben sehen. Ich habe mit über hundert Hospizeinrichtungen in Deutschland kooperiert und durfte viele Hospize auch selbst besuchen, die Bewohner und Mitarbeiter kennenlernen. Die Menschen, die dort arbeiten, leisten großartige Arbeit und engagieren sich von Herzen, ohne dafür die gesellschaftliche Anerkennung zu bekommen, die sie verdient haben. Allerdings heißt es noch lange nicht, dass wenn wir in einem Hospiz arbeiten und Sterbende begleiten, wir uns auch automatisch intensiv mit Jimmy auseinandersetzen. Das bleibt immer eine individuelle Entscheidung.

Hospize und Sterbebegleitung werden in erster Linie von sozialen und oftmals kirchlichen Organisationen angeboten. Dementsprechend sind die Angebote gestaltet und aufgebaut. Für viele Menschen sind diese Angebote ein Segen, für viele sind sie aber einfach nicht mehr zeitgemäß.

Und genau deshalb haben auch viele Menschen Angst davor, in einem Hospiz sterben zu müssen. Die Menschen haben Angst davor, ihr bisheriges Leben quasi an der Eingangstür abgeben zu müssen.

Dein komplettes digitales Leben ist vorbei. Dein komplettes Sexleben ist vorbei. Deine Selbstbestimmung ist vorbei. Ein Freund, der überhaupt gar nichts mit der Hospizbewegung zu tun hat, sagte neulich zu mir: »Ja gut, wenn es da Koks und Nutten gäbe, dann sähe die Sache anders aus, dann wäre ich dabei.«

Ich meine jetzt mal ganz ehrlich: Warum denn nicht?

Meiner Meinung nach muss hier ein kompletter Neustart stattfinden. Der Sterbende muss sich emanzipieren, und ich möchte auch kein »Dürfte ich jetzt vielleicht eintreten?« an der Hospiztür hören, sondern ein: »PENG – da bin ich! Jetzt zack, zack, denn ich habe keine Zeit!«

Lasst uns das letzte Stück Leben gestalten! Ein perfektes Ende ist möglich. Glück auch in der letzten Lebensphase zu empfinden ist möglich. Aber nur, wenn Menschen aus allen gesellschaftlichen Bereichen sich einmischen und wenn wir laut aussprechen, wie wir sterben möchten. Was brauchen wir, wie soll mein Zimmer aussehen, möchte ich »Mensch ärgere Dich nicht« spielen oder brauche ich 'ne PlayStation? Wer besorgt mir meine Drinks? Und ganz wichtig für viele: Darf ich im Hospiz kiffen? »Na klar!«, muss die Antwort lauten.

In diesem Buch möchte ich dir alle Bereiche vorstellen, in denen jetzt aktiv Veränderungen angegangen werden müssen, damit wir unser individuelles, eigenes perfektes Ende gestalten können.

Ich weiß, es gibt Bücher, in denen die Wünsche von Sterbenden beschrieben werden. Es gibt Ratschläge von Experten, wie man mit Sterbenden reden soll und, und, und. Das alles ist Quatsch! Das wäre so, als würde ich dir raten, wie man mit allen Lebenden spricht, oder als würde ich ein Buch darüber schreiben, was sich alle Lebenden wünschen.

Du bist der, der du bist, von Anfang bis Ende. Wir alle sind Sterbende. Nur weil sich einige von uns durch eine Diagnose, durch eine Krankheit ihrer eigenen Sterblichkeit mehr bewusst werden, ändern sich nicht ihre Bedürfnisse und schon gar nicht kollektiv. Sprich ganz einfach mit Sterbenden wie mit Lebenden. Fertig!

Wir sollten die letzte Wegstrecke wie einen Urlaub sehen, in den wir alle einmal fahren werden. Wir wissen nicht wann; es kann morgen sein oder erst in einigen Jahren – aber reisen werden wir alle dorthin. Und wäre es nicht schlau, diese Reise frühzeitig zu planen?

Wir alle wollen doch perfekte Ferien. Und wie sorgen wir dafür? Indem wir die Verantwortung der Planung übernehmen und Vorsorgen treffen. Welches Hotel gefällt mir am besten, wo ist mein Reisepass, welche Restaurants gibt es am Strand, darf der Hund mit? Und wenn wir all das unseren Wünschen entsprechend planen, dann ist die Chance auf jeden Fall um ein Vielfaches größer, dass es perfekte Ferien werden.

Mit dem Sterben ist es nicht anders. In diesem Buch möchte ich dich an die Hand nehmen, dir meinen Kumpel Jimmy noch etwas näher vorstellen; mit seiner Hilfe ein glückliches Leben gestalten und ein gutes, individuelles, selbstbestimmtes Ende planen. Denn für mich ist eins ganz sicher: Yes We Peng!

Who the fuck is Jimmy?

Was genau passiert eigentlich während des Sterbens? Hilft es, in irgendeiner Weise an ein Jenseits zu glauben? Oder machen wir uns einfach nur etwas vor, damit wir nicht einsehen müssen, dass da rein gar nichts ist, nachdem wir gestorben sind?

Ich kann uns hier auch nicht weiterhelfen. Denn auch ich stecke in diesem Leben fest. Und all das, was ich glaube, entspringt meinem Erleben, meinem Dasein. Alles, was ich glaube, kann also nur meine ganz eigene Wahrheit sein. Daher müssen wir uns der Frage, was während des Sterbens geschieht, anders nähern. Wir müssen das Ganze objektiver angehen. Und die Frage lautet: Who the fuck is Jimmy?

Eine wichtige Einsicht vorab: Der Tod, Jimmy, ist Teil des Lebens. Die Geburt und Jimmy, die beiden sind das, was uns alle eint. Denn zu leben beinhaltet beides. Das In-die-Welt-Kommen und das Verlassen derselben.

Beides ist ganz ähnlich, und beide Übergänge werden uns auferlegt und aufgezwungen, sofern wir uns in unseren Daseinszuständen wohlfühlen.

Ein Baby, das sich im Mutterleib wohlfühlt, das möchte dort nicht weg. Das möchte auf gar keinen Fall hinaus ins Ungewisse. Ähnlich ist es auch bei uns Sterbenden. Sofern wir keine Schmerzen haben, es uns gut geht und wir auch emotional glücklich sind, gibt es wohl kaum jemanden, der freiwillig abermals ins Ungewisse aufbrechen mag.

Sind wir lebensmüde oder fühlen wir uns im Mutterleib nicht wohl, dann kann es schon vorkommen, dass wir uns aus eigener Initiative aufmachen, um dem Ganzen als Frühgeburt oder durch einen Suizid zu entfliehen.

Lasst uns also versuchen, Jimmy etwas besser kennenzulernen. Denn Jimmy, so wie wir ihn kennen, als jähes Ende gibt es nicht. Dieses jähe Ende, das haben wir uns nur ausgedacht. The end has no end.

Wir tendieren alle zur Dramatik, sobald Jimmy auftaucht. Niemand sieht ihn gerne kommen, niemand sehnt ihn herbei.

Ich weiß noch, wie meine Tante, die während des Sterbens meiner Oma dabei war, uns hinterher davon berichtet hat: »Sie hat nach Gott geschrien und ist elendig dahinkrepiert. Das sollte kein Mensch erleben müssen. Das hat sie nicht verdient. Es war grausam. Nicht mal einem Tier würde ich so etwas wünschen.« Ich dachte wirklich, noch während sie es erzählte: »Jetzt halt endlich die Fresse. Sie ist doch einfach nur gestorben!«

Wie soll denn bitte sehr ein würdevolles Sterben aussehen? Meine Oma war alt, sie hatte Schmerzmittel, sie lag zu Hause in ihrem Bett und hatte ihre Kinder bei sich. Was denn noch?

Oder bedeutet würdevoll, auch noch während des Sterbens gut aussehen zu müssen, Handküsse zu verteilen und nach Veilchen zu duften?

Ich war bisher bei noch keiner Geburt dabei, aber ich habe mir sagen lassen, dass es unter Umständen martialisch dabei zugeht. Die Gebärenden schreien, die Neugeborenen schreien, alle haben Angst und große Schmerzen. Objektiv betrachtet ist wahrscheinlich jede Geburt ein schlimmeres und leidvolleres Erlebnis, als zu sterben. Zumindest in unserer westlichen Welt, umgeben von modernster Medizin, von Wohlstand und all unserem Gold.

Und dann erinnere ich mich immer wieder an eine über achtzigjährige Frau, die im Hospiz starb. Sie und ihr Enkel hatten eine sehr enge Beziehung, und so war auch er fast täglich vor Ort. Loszulassen fiel ihm schwerer als seiner Großmutter.

Die alte Dame hat gerne gelebt, so erzählte er. Auf Familienfesten hat sie ausgiebig geraucht, getrunken und gefeiert. Es tat ihm leid, diese einstmals so lebendige Frau nun fast leblos im Bett liegen zu sehen.

Eines Morgens standen wir etwas entfernt vom Krankenbett und unterhielten uns, als auf einmal seine Oma ihn näher ans Bett bat. Es sollten ihre letzten Momente in diesem Leben werden. Er näherte sich ihr, während ich im Türrahmen stehen blieb. Er setzte sich und nahm behutsam ihre Hand. Sie wollte ihm etwas sagen. Er musste sehr nah an ihr Gesicht, um sie verstehen zu können. Als sie sicher war, dass er sie hörte, begann sie zu singen: »So ein Tag, so wunderschön wie heute …«

Kurze Zeit später starb sie.

Was wir also bis jetzt festhalten können, ist, dass der Akt der Geburt und der Akt des Sterbens ganz eng miteinander verknüpft sind. Sie werden nur allgemein anders bewertet. Das eine ist gut, das andere ist schlecht.

Aber was geschieht in diesen Momenten denn wirklich, was ist der eigentliche Prozess?

Um Dinge zu verstehen, schaue ich mir immer ganz gerne die Natur an. Denn unser aller Ursprung ist derselbe.

Ich schaue mir manchmal gerne Ameisenhaufen an und denke dann: Das sind wir aus einer anderen Perspektive betrachtet. Und wenn ich jetzt reintrete, dann sterben hunderte von Ameisen just in einem Moment. So wie bei einer Sturmflut, die vielleicht auch einfach nur, von einer anderen Perspektive aus betrachtet, für jemanden, der größer ist als wir, das Springen in eine Pfütze darstellen mag.

So betrachtet heißt das: Nichts ist wirklich von Bedeutung. Das Leben ist einzig und allein eine Aneinanderreihung von Erfahrungen, die eines Tages nur noch in unserem kollektiven Bewusstsein bestehen.

Ich war schon immer davon fasziniert, dass es Menschen gibt und gab, die heute niemand mehr kennt. Wir kennen ihre Namen nicht, es existiert kein Foto, und all ihre erlebten Freuden und Dramen sind nirgends niedergeschrieben und erfasst. Und so wird es uns allen ergehen. Trotz unseres Facebook-Profils, trotz nach uns benannten Straßennamen, trotz alledem.

In zwei, drei Generationen wird es niemanden auf dieser Welt geben, der Dada Peng kennt; niemanden geben, der noch weiß, wer du warst.

Wenn ich junge Mitarbeiter von mir frage, wer Willy Brandt war, dann könnte ich ihnen auch erzählen, dass er Olympiasieger im Hochspringen war. Sie kennen ihn nicht. Sie kennen auch keine Anne Will oder Ina Müller.

Unser Haltbarkeitsdatum als Person, als der, der wir sind, ist unendlich schnell abgelaufen. Ist das nicht wunderbar? Die komplette Weltbevölkerung tauscht sich innerhalb von maximal drei Generationen komplett aus. Das heißt, wir alle, die wir jetzt existieren, werden in hundert Jahren in der jetzigen Form nicht mehr da sein. Befreiend!

Spannend finde ich, dass dieses Konzept der Erneuerung auch im Kleinen bereits während unseres Lebens beginnt. Unsere Körperzellen erneuern sich ständig. An den Hautzellen können wir es sogar sehen. Wir pellen uns die Hornhaut ja quasi selbst von den Füßen und schrubben uns diese alten, nicht mehr lebensfähigen Zellen einfach ab. Und doch entsteht kein Loch, kein Defizit, es generieren sich einfach neue Zellen.

Daher ist es viel mehr eine Transformation, die da stattfindet. Der bekannte Mediziner und Bestsellerautor Deepak Chopra nennt es ein Recycling-Programm, das alte Informationen ganz einfach erneuert und das Alte, Verbrauchte abstreift. Mehr als das ist es nicht.

Und genauso ist es zu sterben. Wir recyceln unseren Körper und werden zu etwas Neuem.

Ich erzähle an dieser Stelle immer ganz gerne die Geschichte von Harry. Ich saß eines Tages in meiner damaligen Wohnung in Köln, hörte Musik und versuchte zu begreifen, wer oder was Jimmy eigentlich ist. Ich überdachte wirklich an diesem Abend mein gesamtes Denkkonzept vom Leben und Sterben. Ich versuchte zu begreifen, was während des Sterbens passiert. Inwiefern der Körper eine Hülle ist und was mit der zurückbleibenden Materie passiert. Ist ein Körper tot, sobald ihm der letzte Atemzug entnommen wurde? Wann ist eine Hautzelle tot? Kann sie wiederbelebt werden? Und was ist mit unserem Bewusstsein? Ist es abhängig von einem lebendigen Körper?

Ich wollte mir einen Gin Tonic mixen und hatte weder Eis noch Zitrone im Haus. Ich ging rüber zum Rewe und kaufte diese Riesenbeutel mit Eiswürfeln sowie mehrere Zitronen. Zu Hause wollte ich dann den Eisbeutel in mein viel zu kleines Eisfach pressen, was natürlich nicht gelang. (Mittlerweile habe ich übrigens eine Eismaschine, die ich von Herzen liebe.)

Ich nahm also ein paar Eiswürfel aus dem Beutel, warf sie in die Spüle und presste dann zufrieden den Beutel ins Eisfach. Ich mixte mir meinen Gin Tonic, legte irgendeine Musik auf, ich glaub es war Buddha Bar oder etwas Ähnliches, und wollte noch das Licht in der Küche dimmen, als mein Blick auf die Spüle und die darin liegenden Eiswürfel fiel.

Ich lehnte mich an den Schrank, mit meinem Gin in der Hand, mit Musik auf den Ohren und beobachtete, wie die Eiswürfel schmolzen. Einen davon ganz besonders. Ich nannte ihn Harry.

Harry verlor ganz sanft seine Form.

Ich stand da und blickte, trank und atmete, bis der Harry ganz seine Form verloren hatte und im Ausguss verschwunden war. So wie auch mein Körper eines Tages verschwinden würde.

Ich sagte leise: »Adieu Harry«, und dachte: »Wie tötet man eigentlich einen Eiswürfel?«

Klar, ich kann ihn kaputt machen, ich kann ihn schmelzen lassen, aber dann ändert er ja nur seine Form, dann ist er halt Wasser. Und dann? Wie töte ich Wasser?

Ich kann es kochen, bis es verdampft, aber dann ist es trotzdem nicht tot, sondern Wasserdampf. Und wie töte ich Wasserdampf? Egal, was ich tue, ich kann die Form des Eiswürfels verändern, aber ich kann ihn nicht töten. Ich kann es nicht vollbringen, dass die Moleküle, die ihn ausmachen, die ihn existieren lassen, dass die nicht mehr existent sind.

Und da verstand ich: Harry lebt!

Und wenn dies bei Harry so ist, bei jeder Hautzelle so ist, warum sollte es dann bei uns anders sein?

Okay, jetzt haben wir geklärt, was mit unserem Körper während des Sterbens geschieht. Aber was ist mit unserem Bewusstsein? Und wo existiert dieses? Im Gehirn, im Geist?

Jimmy sagt dazu: »Warum glaubt ihr Menschen, dass ihr so etwas Außergewöhnliches seid? Alles hat ein Bewusstsein. Jede Biene, jeder Baum, jede Hautzelle. Und auch Harry, der Eiswürfel. Die Wahrnehmungen sind verschieden. Die sind es ja selbst innerhalb jeder einzelnen Spezies. Wenn ich mich mit deiner Frau, mit deinem Kind, mit wem auch immer über euren letzten Urlaub unterhalte, dann bekomme ich mit ziemlicher Sicherheit den Eindruck, dass ihr nicht im selben Urlaub wart. Wir alle nehmen die Dinge aus unserer ganz persönlichen Sicht wahr. Und das ist nicht nur unter euch Menschen so, das ist so bei allen Dingen. Denn alles hat ein Bewusstsein. Alles ist Leben. Auch der Stuhl, auf dem du sitzt. Er existiert. Ihr Menschen seid leider nicht so wichtig, wie ihr denkt. Jeder Baum lebt länger und wird diese Welt mehr prägen als irgendeiner von euch.«

Wenn also auch Harry ein Bewusstsein hat und jede kleine Zelle Informationen speichern kann, warum sollten wir Menschen das dann nicht auch können? Wir sind einfach ein so kleiner Teil eines so großen Ganzen, dass wir es in Gänze schlicht nicht begreifen können.

Alles im Leben startet und endet. Alles kommt, alles bleibt, alles stirbt, recycelt sich und vergeht wieder.

Ein perfekter Kreislauf. Wir existieren als ein Teil dieses perfekten Erlebens, Teil dieses perfekten Zusammenspiels von Kommen und Gehen, von Geburt und Sterben.

Unsere Angst vor Jimmy ist also unbegründet. Und es ist genau diese unbegründete Angst, die uns daran hindert, das Sterben zu gestalten. Uns vielleicht sogar darauf zu freuen. Ganz so wie die Dame im Hospiz den Moment des Sterbens singend feierte. Für sie war es ein perfekt gelebtes Leben und der perfekte Moment, um zu sterben. Ihr persönliches perfektes Ende.

Wir leben alle so individuell, selbstbestimmt, unabhängig und emanzipiert wie kaum jemand vor uns. Wir sind die Generation, die in Frieden und Freiheit groß geworden ist und die einen ganz großen Luxus besitzt: Wir können unsere letzte Lebensphase, unser perfektes Ende, aktiv gestalten. Allerdings müssen wir dafür Dinge planen, verändern und kommunizieren.

Gehen wir es an. Zeit, dass wir an Jimmys Tür klopfen.

KAPITEL 1

Kein Mitleid mit Sterbenden

Mitleid ist eine ganz wunderbare Sache. Allerdings hilft Mitleid vor allem und fast ausschließlich dem Spender, mitnichten demjenigen, dem das Mitleid gilt.

Wir haben uns dieses Mitleid irgendwie, irgendwann angewöhnt und verschütten es hemmungslos über jeden, der nicht so ist wie wir. Behinderte Menschen, dicke Menschen, getrennt lebende Menschen, Menschen, die unperfekte Kinder haben, und, und, und.

Ich weiß noch, wie vor ein paar Jahren eine Freundin völlig aufgelöst zu mir kam. Am Tag zuvor hatte ihr Sohn in der zweiten Klasse seine erste Theateraufführung in der Schule gehabt. Sie hatte sich das Ganze schon ausgemalt, wusste, wie dieser Tag ablaufen würde. Perfekt sollte alles sein. Die Aufführung, die Klamotten ihres Sohnes und er natürlich auch. Wir wünschen uns wahrscheinlich einfach immer für die, die wir lieben, dass ihnen Gutes widerfährt. Dass ihnen das widerfährt, das wir als gut bewerten.

Der Sohn meiner Freundin spielte aber schon in jungen Jahren bei solchen perfekten Inszenierungen nicht mit. Er stand während der Aufführung auf der Bühne und aß Popel. Was für ein Theater! Ich habe das so gefeiert, als sie mir das erzählte. Allerdings war ich da in ihrem Freundeskreis der Einzige. Anstelle von Applaus ernteten der Kleine und seine Mutter nämlich in erster Linie mitleidige Blicke.

Wenn wir jemanden bemitleiden, sagen wir ja über uns selbst aus, dass wir uns in einer besseren Position verstehen. Dass wir jemand sind, der nicht bemitleidet werden muss. Der andere ist es. Was aber, wenn Mitleid in erster Linie auf einen eigenen Mangel hinweist? Wenn wir durch Mitleid anderen das sagen, was wir uns selbst nicht eingestehen wollen?

Warum können wir einen Popel essenden Zweitklässler nicht feiern, da er den Mut hat, keinen Erwartungen zu entsprechen? Weil er den Mut hat, eine perfekte Inszenierung zu stören? Wenn wir nun Mitleid für seine Mutter empfinden, dann doch eher, weil wir selbst genau jene Freiheit vermissen, die sich der kleine Junge auf der Bühne einfach so genommen hat. Ganz ohne dafür zu zahlen.

Wollen wir nicht alle frei leben, ohne fremden Erwartungen entsprechen zu müssen? Und sind die mitleidigen Blicke dem Jungen gegenüber nicht genau der Beweis dafür, dass viele von uns dies nicht tun?

Wie verhält es sich nun also mit dem Mitleid Sterbenden gegenüber? Ist dieses Mitleid nicht vielmehr Ausdruck unseres Unvermögens einzusehen, dass Jimmy eines Tages auch uns treffen wird? Gilt dieses Mitleid nicht ausschließlich uns selbst, da wir erahnen, dass Jimmy nicht an uns vorübergehen wird? Sterben tun immer nur die anderen. Es scheint in vielen von uns diesen existenziellen Drang zu geben, Jimmy zu verdrängen. Viele von uns können sich einfach nicht vorstellen, tatsächlich einmal selbst zu sterben.

Zu sterben heißt zu leben. Und oftmals sterben wir so, wie wir gelebt haben.

Die Zeit des Sterbens ist unsere einmalige Chance, Jimmy als den, der er ist, zu begreifen und all das, was er uns lehren kann, in unser Leben zu integrieren.

Wer während des Lebens stets neugierig auf Neues ist, der ist es auch in der letzten Lebensphase. Wer gerne in Selbstmitleid schwelgt, der mag dazu auch während des Sterbens neigen.

Für viele Menschen wird die Zeit des Sterbens zu einer ganz wichtigen Lern- und Lebensphase, in der wir uns nicht mehr um das Alltägliche sorgen, sondern in der wir uns dem Existenziellen zuwenden. Denn in dieser Phase verstehen wir: Ja, ich bin tatsächlich sterblich. Daher gibt es niemanden, von dem wir mehr lernen können als von Sterbenden.

Wer sein Sterben als eine Art Kunst begreift und sein Leben wie das eigene künstlerische Erbe ansieht, der kann vom Glück, gelebt zu haben, berichten und ohne jegliche Reue vorangehen.

Sterbende Menschen zu begleiten heißt, leben zu lernen. Und jegliches Mitleid mit Sterbenden ist unbegründet und unangebracht. Wir alle sind Sterbende. Manche sind sich dessen einfach nur mehr bewusst.

Mitleid ist oft ja auch einfach nur ein Reflex. Mitleid passiert einfach so. Auf einmal ist es da. Wir haben den Umgang mit Jimmy und mit vielen Krisensituationen einfach nicht gelernt. Und deshalb ist unser erster Impuls: Mitleid raushauen.

Was wir gelernt haben, ist, über Jimmy NICHT zu sprechen. Oftmals fehlen uns auch ganz einfach die Worte. Wir haben überhaupt keine Sprache, keine Sätze, die uns einfallen würden. Außer: »Es tut mir leid! Das ist alles so schlimm. Dass du das durchmachen musst, ist so ungerecht.«

Wir müssen die Kommunikation mit Sterbenden ganz neu lernen. Quasi wie eine Fremdsprache. Denn es gibt Worte und Sätze, die Mitgefühl ausdrücken, ohne mitleidig daherzureden.

Um diese Sprache zu sprechen, müssen wir als Allererstes etwas ganz Elementares tun. Wir müssen einsehen, dass auch unser eigenes Leben enden wird. Ich werde sterben. Auch ich werde all das, was mein Gegenüber erlebt, erleben. Es gibt keinen Ausweg. Es gibt kein Entkommen.

Um es noch mal ganz klar zu sagen: Wenn wir Sterbende bemitleiden, dann bemitleiden wir uns selbst. Wenn wir das akzeptiert haben, steht dem Erlernen der neuen Sprache nichts mehr im Weg.

Und genauso, wie wir Spanisch lernen, um uns in der Fremde besser verständigen zu können, kann uns das Erlernen der Kommunikation mit Sterbenden helfen, wenn wir selbst daniederliegen, irgendwann.

Wie erlernen wir neue Sprachen? Wir sind aufgeregt, interessiert, wissbegierig, demütig dem Lehrer gegenüber, dankbar und neugierig. Und genauso, mit genauso einer Haltung, müssen wir auch sterbenden Menschen gegenübertreten.

Dann sagen wir anstelle von »Das tut mir so leid«: »Wow, ist es jetzt so weit? Wie geht es dir, hast du Angst oder ist bis jetzt noch alles okay?«

Dann sagen wir anstelle von »Das ist alles so schlimm«: »Wie kann ich dir denn helfen, damit dieses Erleben für dich etwas Schönes wird?«

Dann sagen wir anstelle von »Dass du das durchmachen musst, ist so ungerecht«: »Ich würde dich gerne begleiten, denn ich komme ja auch mal in diese Situation und fände es großartig, von dir lernen zu können, damit umzugehen. Darf ich das? Und darf ich das behalten?«

Nicht jeder muss sich mit Jimmy auseinandersetzen, nicht jeder muss diese neue Sprache lernen. Unsere Existenz und unsere Möglichkeiten, Dinge zu erleben, sind so vielfältig, dass jeder seine persönlichen Lebensthemen finden kann. Es darf auch Themen geben, die uns nicht interessieren, mit denen wir nicht klarkommen. Und nicht jeder muss sich so intensiv mit Jimmy auseinandersetzen, wie wir das hier in diesem Buch tun. Es dürfen uns auch mal die Worte, die richtigen Worte in der richtigen Sprache fehlen. Das ist völlig okay. Aber lasst es uns zugeben. Lasst es uns benennen.

Häufig ist es so, dass viele Menschen sich wortlos zurückziehen, wenn ein Mensch todkrank ist. In erster Linie ist das angstbedingt. Angst davor, etwas Falsches zu sagen. Angst davor, etwas gefragt zu werden, auf das wir keine Antwort haben. Und dabei müssen wir uns doch nicht schämen, nur weil uns die Worte fehlen.

Lasst es uns einfach sagen. Eine einfache WhatsApp-Nachricht ist schon genug:

»Liebe Lena, mir fehlen die Worte, und ich habe Angst, mich mit Jimmy zu beschäftigen. Ich habe unsere Freundschaft immer sehr geschätzt, kann dich aber ab hier nicht weiter begleiten. Ich bin einfach dazu nicht in der Lage. Ich wünsche dir alles Gute und werde oft an dich und unsere gemeinsame Zeit denken. Danke dafür!«

Und wenn Lena diese Nachricht dann doch nicht so verstehen sollte, wie sie gemeint ist, dann ist das ihr Problem.

Wir dürfen uns auch missverstehen. Das ist Leben. Wichtig ist, dass unsere Haltung, dass das, was wir kommunizieren, von den besten Wünschen begleitet wird. Mehr als das können wir alle nicht tun.

Wann immer ich eine Lesung habe, ein schwieriges Gespräch ansteht oder auch Verträge verhandelt werden, konzentriere ich mich niemals auf konkrete Inhalte, sondern habe nur einen optimalen Ausgang als Vision im Blick. Ich sage dann stets zu mir:

»Ich wünsche und hoffe, dass das Gespräch zu meinem Wohle und zum Wohle aller Beteiligten verlaufen wird.«

Wenn du mit dieser Haltung kommunizierst, dann kann auch eine missverstandene Aussage Teil des Ganzen sein. Wir können nicht jede E-Mail und all unsere Kommunikationswege so kontrollieren, als dass immer alles reibungslos verstanden wird.

Wenn aber deine grundlegende Haltung auf das Wohl aller Beteiligten ausgerichtet ist, dann kannst du loslassen und musst dich nicht damit verrückt machen, wie dies oder das bei deinem Gegenüber ankommt. Das obliegt dann nicht mehr deiner Verantwortung.

Das gilt für alle Lebenslagen, auch für die der Kommunikation mit einem Sterbenden. Sterbende müssen nicht in Watte gepackt werden. Und Sterbende sind auch nicht auf einmal netter als noch zwei Tage zuvor oder liebenswerter, nur weil sie sterben. Wir müssen beginnen, das Sterben wertfrei anzusehen. Sterben ist ja keine Strafe. Sterben ist noch nicht einmal ein hartes Schicksal. Es ist einfach ein Teil des Lebens.

Das Problem ist, dass in den allermeisten Fällen jeder Sterbende allein vor diesem existenziellen Erlebnis steht. Natürlich gibt es Menschen, die einen lieben und begleiten. Aber diesen letzten Weg, dieses Vorangehen, das machen wir dann doch alleine. Die anderen bleiben zurück, zumindest für den Moment.

Und selbst, wenn wir eventuell am Ende in einem Hospiz auf noch andere sterbende Bewohner treffen, sind die Lebensrealitäten doch meistens so unterschiedlich, dass das Einzige, was man gemein hat, der eintretende Sterbeprozess ist. Und um ganz ehrlich zu sein: Sterben ist nicht abendfüllend. Das alleine reicht nicht aus, um sich zu befreunden oder um jemandem nahe zu sein.

Sterbende sind Lebende! Und wir bleiben die, die wir sind – bis zuletzt.

Wir müssen Sterbende emanzipieren und den Sterbevorgang individualisieren.

Wenn wir das Mitleid im Kleiderschrank belassen, dann haben wir Raum und Luft, um anzufangen, das Sterben zu gestalten.

Lasst uns Mitleid mit irgendwelchen Influencern haben, die glauben, dass die Farbe einer Tasche wichtig ist. Ich meine, das ist doch wirklich traurig, das finde ich richtig schlimm. Aber doch nicht das Ableben eines vierzehnjährigen tollen Jungen, der stark und mutig sich auf das Sterben vorbereitet, oder das Ableben einer jungen Mutter, die noch so lange, wie es irgendwie geht, versucht, für ihre Kinder da zu sein. Diese Menschen haben Unterstützung verdient, einen Orden und Liebe, aber mit Sicherheit kein Mitleid.

Okay. Kommen wir noch zum Selbstmitleid. Wir lieben es doch einfach alle, oder? Wir alle kommen im Leben immer wieder an Punkte, an denen wir denken: Warum ich? Warum haben alle anderen es so einfach und ich nicht? Warum passt mir die Hose denn nicht mehr, ist sie eingelaufen? Warum nur?

Wir können jede Lebenssituation immer aus zwei verschiedenen Perspektiven sehen. Entweder aus der Perspektive des Täters oder aus der des Opfers.

Wenn du gefeuert wirst, kannst du dich ungerecht behandelt fühlen oder es als Chance sehen, dich zu verändern, dich zu entwickeln. Wenn dein Partner fremdgeht, kannst du dich betrogen fühlen oder das auch als Chance sehen, Grenzen zu ziehen. Dir selbst klar zu werden, wie du leben möchtest, und daraus Konsequenzen ableiten. Du hast dir deinen Partner ausgesucht. Es liegt in deiner Verantwortung, dass du mit ihm zusammen bist.

Aber was machen wir, wenn bei uns eine todbringende Krankheit diagnostiziert wird? Was dann? Kann das auch in unserer eigenen Verantwortung liegen? Können wir auch eine Krankheit als Chance sehen?

Vielleicht fragst du dich als sterbender Mensch tatsächlich: Warum ich?

Dann möchte ich dich fragen: Warum du nicht?

Ja, kann sein, dass du im Hospiz bist. Es kann auch sein, dass du nur noch ein paar Tage zu leben hast. Aber lass es mich mit einem Hospizbewohner sagen, der einmal in meinem Beisein für eine Schülerzeitung interviewt wurde. Er wurde gefragt: »Wie fühlt es sich eigentlich an, wenn man weiß, dass jeder Tag der letzte sein kann?« Seine Antwort: »Und wie fühlt es sich an, wenn man so tut, als könne er es nicht sein?«

Es gibt kein Recht auf ein langes Leben. Es gibt keine Sicherheit. Jimmy kommt nach einem internen Zeitplan. Er guckt einfach nur täglich in seinen Google-Kalender, und wenn dein Name darin steht, dann: Halleluja. Dann kommt Jimmy. Jimmy ist schon ein sehr spezieller Typ. Aber er bemüht sich. Und er möchte gut zu dir sein. Er möchte dir auf deinem Weg helfen. Sei es über eine Regenbogenbrücke oder hinauf ins Weltall. Was auch immer. Er ist kein schlechter Kamerad. Sein Erscheinen hat nichts mit deiner Lebensleistung zu tun. Du stehst einfach nur im Google-Kalender. So wie wir alle.

Es ist so wie bei einem Blatt, das im Sommerwind vom Baum herabfällt. Das Blatt hat doch nichts falsch gemacht. Es wird doch nicht bestraft. Es war einfach nur der Wind.

Und wenn du das für dich klar hast und das Selbstmitleid beiseiteschiebst, dann kannst du jeden verbleibenden Moment wahrhaft leben und alle noch kommenden Momente mit Leben füllen.

Gestalte die noch bleibende Zeit und die noch bleibenden Tage, so wie du sie gestalten magst. Nimm keine Rücksicht auf Verluste. Das ist dein Leben. Das ist deine Zeit. Möchtest du alleine sein, dann schmeiß alle raus. Tu es einfach mit einer liebevollen Haltung. Aber sei ganz klar. Sei ganz bei dir.

Wenn du jeden Tag zwei Schachteln Zigaretten rauchen, Bier trinken und Pornos gucken möchtest, dann viel Spaß dabei! Und wenn du deine Familie bei dir haben möchtest, rund um die Uhr, dann sag es ihnen.

Lasst uns kein Mitleid miteinander haben. Lasst uns das Leben als Wunder ansehen, als einen unbegreiflichen Moment, den es einfach nur zu erleben gilt.

Vergessen wir alles, was wir jemals irgendwo über Jimmy gehört haben, und schreiben wir seine Geschichte neu. Ohne Grenzen im Kopf, ohne jeglichen Druck, etwas richtig machen zu müssen, etwas falsch machen zu können. Alle Dinge können gleichermaßen liebevoll sein. Zu gehen genauso wie zu bleiben.

Jimmy ist kein Arschloch. Wirklich nicht. Wenn wir uns auf ihn einlassen, erfahren wir ihn ganz neu, ganz frei und wild, als einen treuen Begleiter und vielleicht sogar als guten Freund. Und auf eines können wir uns bei Jimmy verlassen: Mitleid können wir von ihm nicht erwarten.

KAPITEL 2

Liebe dein Leben und plane deine Beerdigung

Das Thema Patientenvorsorge ist für viele von uns ein unbekanntes Feld und dazu auch noch nicht wirklich sexy. Es ist ähnlich beliebt, wie Steuererklärungen zu machen, Anträge zu stellen oder zum Zahnarzt gehen zu müssen. Eigentlich ist es das schlimmste Thema von allen. Denn sobald wir die Patientenverfügung in Händen halten, ruft sie uns ungefragt lauthals zu: Ihr werdet alle sterben! Noch in Schockstarre legen wir sie dann ganz behutsam wieder unter einen Papierstapel und vertagen das Ganze auf morgen.

Aber vielleicht bekommen wir es ja hier und jetzt gemeinsam hin, dass wir die wesentlichen Dinge klären, sie gemeinsam beackern und vielleicht sogar noch ein bisschen Spaß dabei haben.

Deswegen möchte ich als Erstes einen radikalen Vorschlag machen: CHAMPAGNER. Ich finde, dieses Kapitel muss mit einem Drink gelesen werden.

Dazu kannst du gerne auch noch die passende Playlist auf Spotify »Liebe dein Leben und plane deine Beerdigung« anschmeißen (den Link findest du am Ende des Buches), und dann haben wir zumindest schon mal ein passenderes Ambiente als bei der Vorsorge-Infoveranstaltung des lokalen Krankenhauses.

Sterben muss auch Spaß machen. Als ich diesen Satz einmal im Gespräch mit einer Sterbebegleiterausbilderin auf St. Pauli in Hamburg sagte, war sie not amused.

»Das, das, das, das, also das, das kann man nicht sagen. Das geht nicht.«

Ich nahm das Ganze dann natürlich sofort wieder zurück.

»Ja, Spaß ist vielleicht das falsche Wort, ich meine so etwas wie Freude, öhm, oder Güte, also Frieden oder vielleicht Seelentrost.«

Seelentrost war dann okay. Das durfte ich sagen. Das dürfen wir also laut der Sterbebegleiterausbilderin auf St. Pauli haben.

Da freue ich mich auch jetzt schon wirklich riesig drauf. Auf meinen Seelentrost während des Sterbens. Das wird ein Fest.

Wenn ich hier in der Überschrift schreibe »Liebe dein Leben«, dann meine ich auch, dies von ganzem Herzen zu tun. Das eigene Leben von ganzem Herzen zu lieben, das können wir aber nur, wenn unser Leben uns auch entspricht. Wenn wir nach den Werten und Maßstäben leben, die wir fühlen, die wir von ganzem Herzen vertreten können.

Wenn wir uns dagegen nach den Werten und Maßstäben anderer richten, dann versuchen wir immer nur zu gefallen, und schlimmer noch, dann können wir für andere kein Vorbild sein. Und wir brauchen Vorbilder. Starke, coole Menschen wie dich, die sich trauen, auch über das Leben hinauszudenken, zu fühlen, sich als endliches Wesen zu begreifen; und die ihr Leben leben, es lieben und die sich nicht zurücknehmen, wenn jemand sagt: Das geht nicht. Die nicht so handeln, wie ich es auf St. Pauli gemacht habe.

Und deshalb sage ich es einfach jetzt noch mal: Sterben muss auch Spaß machen!

Diese Weisheit erlernte ich als Lagerhilfe bei Deichmann. Ich arbeitete dort als Schüler, um mir mein Taschengeld aufzubessern, und musste unter anderem auch Kartons stapeln und diese ordnen. Es war ein Chaoslager, zum Teil auch von mir verschuldet, aber generell machte die Arbeit großen Spaß. Mit der Zeit kamen immer mehr Schulkameraden von mir mit ins Team, um ebenfalls dort zu arbeiteten. Wir waren jung, es waren die Neunziger und wir brauchten das Geld. Es war cool!

Allerdings immer dann, wenn Gummistiefel eintrafen, war die Stimmung bei uns allen im Keller. Denn der Plastikgestank, wenn man die Kartons öffnete, war unbeschreiblich und unerträglich. Ich hasste es. Wenn ich die Kartons mit den Gummistiefeln öffnen musste, dann war das immer ein richtiger Selbstmitleidsmoment für mich. Ich jammerte schon auf dem Weg zur Arbeit in mich hinein: Öhöööhöööö Gummistiefel, ich hab kein Bock, so ein Scheiß, warum ich …!

Das ging Wochen und Monate so, und die Tage, an denen Gummistiefel geliefert wurden, waren dann auch immer irgendwie komplett im Eimer. Nicht nur die Arbeitszeit war dann eine Qual, sondern auch die Zeit davor und danach.

Eines Tages dann hatte ich einen ganz persönlichen Aha-Moment. Ich habe solche Momente immer mal wieder. Woher sie kommen, weiß ich nicht. Aber mittlerweile kann ich gut mit ihnen leben. Damals war es der Moment, in dem der Alltag mir auf poetische Weise zum allerersten Mal den Spruch einer Diddl-Grußkarte offenbarte, damit dieser mein Leben verändern sollte. Der Spruch hieß: »Wenn du es eh tun musst, dann mach es doch mit einem freudigen Herzen.« Der Spruch war auf einmal da. Als hätte ihn mir jemand tatsächlich ins Ohr geflüstert. Und so kitschig er auch klingt, er stimmt.

Für mich war er die Initialzündung, um über meine Arbeitssituation und die immer wiederkehrenden schlechten Tage dort nachzudenken.

Ich dachte, es gibt jetzt drei Möglichkeiten:

1. Ich mache genauso weiter wie bisher. Ich mache die Arbeit und kotze dabei ab.
2. Ich kündige und suche mir eine Arbeit, bei der alles hundertprozentig meinen Wünschen entspricht. (Das kam aber eigentlich nicht infrage, denn außer den Gummistiefeln war ja alles cool.)
3. Ich mache das mit den Gummistiefeln weiter und habe einfach gute Laune dabei.

Tatsächlich verstand ich, dass gute Laune haben, glücklich sein, wie auch immer wir es nennen mögen, eine Entscheidung und kein Schicksal ist.

Ich entschied mich für Option drei und tue das seither, so gut es geht, in allen Lebenslagen. Ich versuche die Dinge, um die ich nicht herumkomme, nicht wehklagend zu machen, sondern sie freudig hinter mich zu bringen. Und wenn es irgendwie geht, sogar Spaß dabei zu haben. Selbst an Rechnungen, an Steuererklärungen, an schwierigen Gesprächen.

In unser aller Leben gibt es solche Dinge. Für den einen mag es vielleicht auch ein Theaterbesuch oder der Familienurlaub sein. Unser aller Erleben ist unterschiedlich. Das Einzige, das unausweichlich allen widerfahren wird, ist zu sterben. Diese Erfahrung werden wir alle machen. Und darum lasst uns doch gemeinsam Wege finden, dass diese Erfahrung eine angenehme wird, dass das Sterben auch Spaß machen darf, Spaß machen kann.

Das beginnt damit, sich seiner eigenen Wünsche bewusst zu sein. Ist es mir wichtig, zu Hause zu sterben? Was wäre eine Alternative? Wer kümmert sich um meine Hinterlassenschaften? Wie möchte ich beerdigt werden?

Diese ganzen Dinge müssen wir zunächst für uns klar haben. Das geschieht eventuell, indem du dieses Buch hier liest. Vielleicht auch im Gespräch mit Freunden und der Familie. Oder indem du einfach darüber meditierst und in dich gehst. Manchmal ist die Beantwortung dieser Fragen auch ein Prozess. Dann gib ihm Raum und lass deine Gedanken einfach fließen. Ohne Druck. Zur rechten Zeit wirst du deine Antworten erkennen. Wenn du Antworten für dich gefunden hast, dann kommuniziere sie. Das ist vor allem für deine Lieben, für deine Hinterbliebenen wichtig. Denn so können sie sich deiner Wünsche sicher sein. Wenn sie es von dir persönlich gehört haben, dann gibt das eine ganz andere Form der Sicherheit, sollte deinen Wünschen irgendwann einmal entsprochen werden müssen.

Und denke daran, das Ganze ist immer nur eine Momentaufnahme. Unser aller Leben ändert sich fortwährend. Deine Wünsche werden sich in den allermeisten Fällen im Laufe des Lebens verändern. Das ist völlig okay und absolut in Ordnung. Dann veränderst du halt dementsprechend deine Kommunikation und bringst deine Leute einfach auf den neuesten Stand.

Zusätzlich zu den persönlichen Gesprächen ist es aber auch wichtig, deine Wünsche schriftlich festzuhalten.

Dafür gibt es die Patientenverfügung und die Vorsorgevollmacht. Hilfreich ist auch die sogenannte spirituelle Patientenverfügung. Ich selbst habe auch erst 2020 diese ganzen Unterlagen erstellt. Für mich war es eine befreiende Erfahrung.

Ich nehme euch jetzt einfach mit auf meine Reise, auf meinen Trip durch diese Entscheidungen und erzähle euch von meinen Erfahrungen, die ich während des Ausfüllens und bei meiner Recherche gemacht habe. Das sind meine ganz persönlichen Erfahrungen und Meinungen. Wenn ihr eine rechtssichere Beratung benötigt, gibt es wunderbare Stellen, an die ihr euch wenden könnt. Wichtige Anlaufstellen findet ihr am Ende des Buches.

Die Patientenverfügung regelt in erster Linie alle Eventualitäten, die eintreffen können, solltest du in eine lebensbedrohliche Situation kommen und dich selbst nicht mehr klar äußern können. Sie ist für die behandelnden Ärzte die Grundlage dafür, welche medizinischen Maßnahmen ergriffen werden und welche nicht.

Deshalb schreib deine Patientenverfügung am besten so, als würdest du deinem Arzt schreiben. Er muss ganz klar verstehen können, was du möchtest. Was deinem Willen entspricht.

In der Patientenverfügung wird beispielsweise geregelt, ob du künstlich ernährt werden möchtest, wenn Fall XY eintrifft, oder ob du wiederbelebt werden möchtest, wenn ein anderer Fall eintritt. Die unterschiedlichen Szenarien werden übersichtlich und detailliert beschrieben, sodass du ganz individuell entscheiden kannst.

Wichtig sind auch alle zusätzlichen Informationen, die du für deinen Arzt ganz persönlich formulieren solltest. Hilf ihm zu verstehen, warum du dich für oder gegen Maßnahmen entscheidest. Je klarer du deine Wünsche formulierst, desto besser.

Ich habe beispielsweise generell verfügt, dass, sobald ich auf natürliche Weise nicht mehr überleben könnte und auch keine Hoffnung auf eine vollständige Genesung bestünde, ich sterben möchte. Und meinen Leuten habe ich auch klar signalisiert, dass für mich persönlich der Gradmesser eines würdevollen Lebens darin besteht, ob ich noch Freude an einem Jim Beam Cola light empfinden kann. Sofern keine Hoffnung mehr besteht, dass ich dieses geliebte Ritual noch einmal zukünftig mit Freude und selbstständig erleben kann, dann möchte ich sterben.

Ich erinnere mich dabei an das Sterben meiner Mutter. Einige Tage, bevor sie starb, wollte sie noch einmal ein Alsterwasser, Bier mit Fanta, trinken. Wir reichten ihr das Ganze mit einem Strohhalm. Als sie den ersten Schluck schmecken konnte, spuckte sie aus und sagte: »Es schmeckt einfach nicht mehr, das ist vorbei.« Da wurde mir schlagartig klar, dass es den Moment geben wird, an dem ich Dinge, die ich liebe, nicht mehr genießen werden kann. Und sofern dies ein Dauerzustand werden würde, wäre das für mich kein Zustand, für den ich künstlich am Leben erhalten werden müsste. Es geht jetzt hier an diesem Punkt nicht um den assistierten Suizid, also die aktive Hilfe, um zu Tode zu kommen. Wir reden hier darüber, wie lange und ob lebenserhaltende Maßnahmen durchgeführt werden sollen oder eben nicht. Das Abschalten der Maßnahmen hat dann zwangsläufig deinen Tod zur Folge, er wird aber nicht aktiv herbeigeführt.

Vielleicht gibt es ja auch für dich so einen ganz konkreten Punkt, einen ganz konkreten Krankheitszustand, der signalisiert, ab hier muss mein Leben nicht künstlich verlängert werden. Wenn ja, schreib es auf, egal, wie verrückt es auch klingen mag.

Denn wenn du das nicht klar benennst, dann wirst du auch mit 120 Jahren nach einem Herzstillstand wiederbelebt. Ich möchte das nicht. Vielleicht möchtest du es doch. Es gibt in dieser Frage kein Richtig und kein Falsch.

Daher bestimme über dein Leben, nimm das Zepter in die Hand und verfüge über all das, was dir wichtig ist. Nicht nur für dich, aber vor allem für all jene, die ansonsten unwissend an deinem Bett stehen würden.

Neben der Patientenverfügung brauchen wir für ein gutes Sterben auch noch die Vorsorgevollmacht. Damit bevollmächtigst du eine von dir bestimmte Person, deinem Willen entsprechend auch rechtliche Angelegenheiten zu regeln, sofern du das nicht mehr selbst regeln kannst. Das kann bedeuten, dass über deinen Aufenthaltsort entschieden wird oder darüber, was mit deinem Haustier passiert. Du kannst der von dir eingesetzten Person auch eine Kontovollmacht einrichten, sodass sie über dein Vermögen verfügen kann. Im Endeffekt überträgst du dieser Person die Vollmacht über alle wichtigen Entscheidungen deines Lebens.

So eine Vorsorgevollmacht ist vor allem dann wichtig, wenn du nicht deine nächsten Verwandten in dieser Position sehen möchtest, was ohne Vorsorgevollmacht ganz automatisch so üblich ist.

Ich habe meinen langjährigen und besten Freund bevollmächtigt. Und auch wenn ich jetzt darüber sehr befreit schreibe, ist es schon ein großes Glück, wenn du jemandem so uneingeschränkt das Vertrauen aussprechen kannst. Es ist beidseitig ein sehr emotionaler Moment, und vielleicht schieben wir auch aus diesem Grund das Ausfüllen der Vorsorgevollmacht gerne vor uns her. Glück müssen wir auch ertragen und aushalten können. Das ist nicht immer einfach.

Selbst innerhalb von Partnerschaften wird dieses Gespräch kein alltägliches sein. Ich kenne Ehepaare, die rein gar nichts über die Wünsche des anderen im Todesfall wissen. »Darüber reden wir in der Regel nicht.« Okay, kann man so machen. Aber wir hinterlassen dem Ehepartner im Ernstfall einen wirklich wahnsinnig hohen Berg an Formalitäten und unliebsamen

Entscheidungen, der dann alleine und in Trauer erklommen werden muss. Insbesondere, wenn es sich um einen plötzlichen Tod, um einen Unfall handelt, haben wir überhaupt keine Möglichkeit mehr, das Gespräch über die eigenen Wünsche nachzuholen.

Ich sprach bereits über diesen Urinstinkt, das eigene Sterben auszublenden. Immer zu denken, zu glauben, zu hoffen, dass Jimmy nur die anderen betrifft, dass wir selbst unsterblich sind.

Das sind wir nicht.

Patientenvorsorge ist auch Fürsorge gegenüber den eigenen Hinterbliebenen. Es ist ein Akt der Liebe. Und es kann eine richtige Teambuilding-Maßnahme sein. Auch innerhalb der Partnerschaft lernen wir uns dadurch noch mal ganz anders, ganz neu kennen.

Weiter geht es mit der spirituellen Patientenverfügung, die eigentlich gar nicht so spirituell ist. Bisher ist mir aber noch keine andere Bezeichnung untergekommen, die besser greifen würde. Es geht es um all deine Wünsche, die über das Medizinische hinausgehen.

Du musst dir vorstellen, du liegst im Sterben. Medizinisch bist du gut versorgt, dein Palliativarzt ist ganz wundervoll, deine Morphiumpumpe ist ein Traum, und du verabschiedest dich jetzt immer mehr und bist auf dem Weg. Was wäre dir dann wahrscheinlich noch wichtig? Wie sehr möchtest du noch bei Bewusstsein sein? Wäre dir nach Nähe oder nach Ruhe? Gibt es Musik, die dich begleiten soll? Welche Gerüche, welche Menschen, welche Tiere möchtest du in dieser Phase am Bett noch empfangen oder halt auch nicht?

Als meine Mutter im Sterben lag, sagte eine sehr junge Pflegerin zu mir: »Sterbende Menschen mögen es, noch ganz alltägliche Dinge mitzubekommen. Erzählen Sie doch mal, was haben Sie heute so gemacht?« Und wie so oft habe ich dann ganz automatisch gedacht: »Sie wird schon irgendwie wissen, was sie da erzählt.« Und so erzählte ich am Sterbebett meiner Mutter von meinen Einkäufen, die ich erledigt hatte. Von meinem Gang zur Post und dass ich abends noch für die Steuern einige Belege abheften müsse.

Heute denke ich: Was für ein Schwachsinn! So was interessiert mich ja noch nicht einmal heute, wenn mir das einer erzählt. Da werde ich bestimmt unter Morphium auf der Regenbogenbrücke kein großes Interesse an diesen Themen haben, vermute ich.

Und genauso etwas kannst du in der spirituellen Patientenverfügung für alle unmissverständlich niederschreiben.

Wir müssen uns trauen, viele Dinge, die wir als gemeingültig für alle Sterbende ansehen, neu zu denken.

Wenn wir uns mit den zuvor beschriebenen Themen beschäftigen, kommt auch unausweichlich die Frage nach unserer Beerdigung auf.

Und was hinterlassen wir, wenn wir sterben? Wie sieht es mit unseren Geschäften aus? Was geschieht mit unseren Besitztümern? Wer soll sich um all das kümmern? Was ist mit unserem digitalen Vermächtnis?

Ich habe mich irgendwann – auch hier war es kein einzelner Moment, sondern ein Prozess – ganz bewusst entschieden, dass ich mein Leben so leben, so ordnen möchte, dass mein letzter Tag zu jeder Zeit kommen kann. Ich möchte einen leeren Keller, eine geplante Beerdigung, einen Koffer voller Erinnerungen und keine offene To-do-Liste haben.

Es begann eigentlich damit, dass ich keine Freude mehr an Besitz finden konnte. Jede Kiste im Schrank, jedes ungetragene Kleidungsstück, jedes Möbelstück, das ich nicht wirklich nutzte, schien mir nur noch Ballast zu sein. Und so begann ich mich von allen Dingen, die ich nicht zum Leben brauche, zu verabschieden. Ich schmiss ganze Kartons aus dem Keller weg, ohne sie auch nur noch einmal durchzusehen. Ich dachte, wenn ich da jetzt fünf Jahre nicht reingesehen habe, dann werde ich die Dinge wohl auch in Zukunft nicht vermissen.

Klar, wir alle möchten etwas hinterlassen, etwas, das bleibt. Das können mit Sicherheit auch Gegenstände sein. Allerdings gibt es auch andere Möglichkeiten, Spuren zu hinterlassen. Indem man beispielsweise dafür sorgt, dass Menschen sich liebevoll an einen erinnern. Durch die Weitergabe von Wissen. Indem man etwas Bleibendes schafft. Das fängt beim Kochrezept an und hört noch lange nicht beim eigenen Gedicht oder einer selbst geschriebenen Geschichte auf.

Mich befreit diese Art zu leben von Tag zu Tag mehr. Die Dinge sagen, die man sagen möchte. Die Sachen erleben, die man erleben möchte. Die Wege gehen, auf denen man gehen mag. Jetzt! Nicht irgendwann.

Mit der Zeit kam immer mehr der Wunsch auf, auch jetzt schon für meine Beerdigung zu sorgen. Ich fand sowohl bei meinem Vater als auch bei meiner Mutter diesen Gang ins Bestattungsinstitut sehr unschön. Hinzu kamen damals die wirklich hohen Kosten und vor allem die Not, nicht zu wissen, wie man es richtig macht.

Ich habe fünf Freunde von mir, die sich in der Tat kaum kennen, gefragt, ob sie gemeinsam meine Beerdigung planen würden. Das waren interessante Gespräche, und am Ende haben alle Ja gesagt.

Dann habe ich eine Sterbegeldversicherung abgeschlossen, damit die anfallenden Kosten für meine Beerdigung gedeckt sind. Ich überlege noch, ob ich nicht auch direkt schon ein

Bestattungsinstitut beauftrage und auch da direkt Nägel mit Köpfen mache. Da ich aber wie ein Nomade lebe und euch heute nicht sagen kann, wo ich in drei Jahren wohnen werde, lasse ich diese Entscheidung noch offen.

Generell habe ich veranlasst, dass die fünf die Beerdigung so planen, wie sie es wollen. Generell. Ein paar Ideen habe ich schon, die mir Freude machen würden.

Ich möchte, dass meine Freundin, die Drag Queen Jessica Walker, sofern sie mich überlebt, am Eingang der Trauerhalle steht und Welcome-Shots verteilt. »Hallo, herzlich willkommen! Whiskey-Cola? Bitte schön! Dann viel Spaß, ihr Süßen.« In der Trauerhalle fände ich es dann sehr passend, wenn Jessica mit einem viel zu großen Hut, komplett in Schwarz gekleidet und verschleiert, in der ersten Reihe sitzt, allen die Sicht versperrt und unaufhörlich: »Dada, warum? Du warst doch noch so jung« schluchzen würde.

Dazu gibt es Champagner und Pommes Currywurst.

Der Rest steht eigentlich zur freien Disposition.

Sollte ich an einer Krankheit sterben, die, ähnlich wie Krebs, das Lebensende erahnen lässt, dann würde ich in der Tat die Trauerfeier vorziehen und sie noch zu Lebzeiten feiern. Ich finde es nämlich sehr schade, dass ich auf der einzigen Veranstaltung, auf der wahrscheinlich nur positiv über mich gesprochen wird, nicht dabei bin.

Allerdings würde ich diese Feier wesentlich mehr mitgestalten. Die Songs meines Lebens spielen, Freunden danken, Musen auf die Bühne bitten und auf das Vollbrachte zurückblicken … und immer wieder auf das Leben anstoßen. In diesem Sinne: Prost!

Ganz langsam verändert sich auch bei uns die Bestattungskultur. Um ehrlich zu sein, fand ich die Beerdigungen meiner

Eltern schrecklich. Und ich bekomme immer noch mit, dass viele Beerdigungen einfach nach Schema Null durchgezogen werden. Oftmals sind sie noch immer von Beschränkungen geprägt und dürfen wenig individuell gestaltet werden. Das muss sich ändern! Wichtig zu wissen – jetzt an diesem Punkt – ist, dass auch bei der Beerdigung auf deine Wünsche eingegangen werden kann. Sofern du sie kennst, sofern du sie äußerst, sofern du bei der Planung darauf bestehst.

Ich hoffe, du sitzt jetzt entspannt in deinem Leben, mit einem Glas in der Hand und auf das bereits Erlebte dankbar zurückblickend. Du bist dir deiner Endlichkeit bewusst und empfindest das nicht als Last, sondern als Bereicherung. Angst ist nie ein guter Wegweiser, und so lass es mich mit den Worten von Jimmy sagen:

»Ich weiß, du liebst mich nicht. Du sehnst dich nicht nach mir. Damit kann ich leben, das geht vielen Typen so. Aber du musst echt keine Angst vor mir haben. Ich sagte das bereits zu Marilyn Monroe, zu Jesus, zu Traudel Junge, zu Gandhi.

Aber ich sagte das echt schon zu vielen, und ich werde eines Tages auch noch Folgendes zu dir sagen: Komm mit mir, spring, lache, tanze, küss mich, tu, wonach dir immer ist. Ich bin nur Begleiter. Ich begleite dich ganz so, wie der Page im Hotel dich auf dein Zimmer führt. Ich trage deine Koffer, und ich trage auch sehr gerne deine Angst.«

Jimmy ist nicht die Ursache unseres Sterbens. Wir sterben, weil wir geboren wurden. Jimmy ist viel mehr unser Gefährte, der den Weg gut kennt und an dem wir uns festhalten können.

Wenn wir das für uns annehmen können, dann können wir auch unser Aufeinandertreffen mit Jimmy planen. So wie ich es eingangs im Vorwort schrieb, wie einen Urlaub, den wir alle antreten werden.

Vielleicht hilft dieser Prozess dann auch dabei, die Angst vor Jimmy zu verlieren. Angstfrei leben zu können, das ist ein Genuss. Das ist ein Gewinn, das ist großes Kino.

Deshalb freue ich mich heute auf jeden neuen Tag, den ich frei von Erfolgsdruck, frei von Angst leben darf. Und gerne dürfen es noch viele mehr werden.

Dabei beruhigt mich ungemein, dass ich mittlerweile zu meinen Freunden sagen kann: Wenn ich denn dann sterbe, müsst ihr einfach nur noch in der Wohnung kurz feucht durchwischen. Für alles andere ist gesorgt. Prost!

KAPITEL 3

Von Sterbenden zu leben lernen

Bei der Produktion einer CD ist das Mastering am Ende immer ein ganz wichtiger Arbeitsgang. Dieser gewährleistet, dass der Song auf allen unterschiedlichen Soundsystemen gleich gut klingt. Das Mastering veredelt sozusagen die CD.

Warum können wir den Sterbeprozess nicht auch ähnlich sehen? Wenn wir gestorben sind, sind wir fertig. Dann ist alles getan. Dann sind wir veredelt und klingen durch Raum und Zeit, durch alle Leben und durch das Universum.

Wenn wir unser Leben und unser Sterben so betrachten, dann können wir insbesondere von Menschen, die sich gerade im Mastering befinden, unglaublich viel lernen.

Ich habe mich wirklich schon oft gefragt, warum ich mich in der Gesellschaft von Sterbenden gar nicht so selten wohler fühle als in der Gesellschaft von Gesunden. Ich glaube, in erster Linie liegt das daran, dass Sterbende viel häufiger positiv gestimmt und – etwas überspitzt gesagt – oft besser drauf sind. Ausgerechnet diejenigen, die einen nachvollziehbaren Grund hätten, um die Welt zu verfluchen, um unglücklich zu sein, um in Depressionen zu verfallen, tun es meistens nicht.

Wohin ich sonst auch blicke, ich höre immer nur ein jaulendes »MIMIMI«. Mimimi, mein Job ist scheiße, mimimi, mein Mann hat mich verlassen, mimimi, die da oben machen, was sie wollen, mimimi, die Ausländer kommen. MIMIMI!

Diese Jammerei und das Wehklagen sind für mich bisweilen kaum auszuhalten. Auf der anderen Seite ertrage ich die perfekte Welt auf Instagram mit ihren vielen Banalitäten ebenso wenig. Instagram-Stars posten Bilder mit Unterschriften wie: »Uhh, hier gucke ich auf eine Uhr, uff, ich muss mir meinen Schuh zubinden, ahhhh, ich laufe über eine Straße.« Kürzlich hat eine Instagramerin, deren guter Freund gestorben war, gepostet, dass sie ihre Trauer nicht öffentlich machen möchte und dass sie ganz allein im Stillen trauern will. Das stand unter einem Bild von ihr am Strand, in Gedanken versunken. Gepostet nach einer tagelangen Flut von Instagram-Storys, in denen sie ihren Followern immer wieder mit traurigem Hundeblick zeigte, wie traurig sie doch ist.

Es scheint mir, als wäre ein allgemeiner Realitätsverlust allgegenwärtig: Die Instagramerin, die ihre stille Trauer mit Tausenden Followern teilt, der Millionär mit Existenzängsten, der Wutbürger, der keinen Ausländer kennt und Angst vor einer kulturellen Entfremdung in Deutschland hat, der erfolgreiche Unternehmer, der sich als Opfer des Sozialstaats sieht, der Verlassene, der glaubt, so etwas sei nur ihm passiert.

Woran liegt dieser große Realitätsverlust, wovor laufen die Menschen weg? Meiner Meinung nach laufen die meisten Menschen vor der Tatsache weg, dass sie sterblich sind, und ich glaube, viele alltägliche Dinge könnten uns einfacher und leichter vorkommen, wenn wir mehr auf Sterbende hören würden. Sterbende haben zu wenig Einfluss auf die Gestaltung unserer Gesellschaft. Wir denken: Das lohnt nicht, die sterben ja eh, die haben jetzt genug Probleme. Auf diese Weise geben wir den Sterbenden keine Stimme und enthalten uns wichtige Erfahrungen und Erkenntnisse vor, die wir erst machen werden, wenn wir sterben.

Und Sterbende selbst trauen sich meist nicht, souverän und laut aufzutreten. Die veränderte Lebenssituation ist so überwältigend, dass sie primär damit beschäftigt sind, sich ihr anzupassen und sie vor allem auch zu akzeptieren.

Viele in unserer Gesellschaft möchten mit dem Tod und mit Sterbenden im Alltag nicht konfrontiert werden. In vielen Bereichen des öffentlichen Lebens wird Sterbenden gar kein Raum gegeben, keine Plattform bereitgestellt, um die Forderungen und Wünsche von ihnen publik zu machen.

Das halte ich für grundlegend falsch! Die Lebenszeit, in der wir am meisten von Menschen lernen können, ist in ihrer letzten Lebensphase. Dann, wenn diese ganzen alltäglichen Dinge an Bedeutung verlieren. Wenn sich der Geist schärft, der Blick verdichtet und wir über unser eigenes Leben hinausblicken können. Sofern wir es möchten.

Wenn Kinder, Jugendliche und junge Erwachsene von einer lebensverkürzenden Krankheit betroffen sind, ist die Ausgangslage natürlich eine andere, als wenn man sich mit der eigenen Endlichkeit oder mit der eines geliebten Erwachsenen auseinandersetzt.

In diesem Kapitel wollen wir uns auch mit diesem Thema beschäftigen, denn es gibt viel mehr betroffene Familien, viel mehr betroffene junge Menschen, als wir denken. Und sie werden oftmals nicht gesehen. Der Anblick von sterbenden jungen Menschen empfinden wir einfach als zu traurig. Da möchten wir uns nun wirklich nicht mit auseinandersetzen. Kinder und Jugendliche mit einer lebensverkürzenden Krankheit stellen unsere Werte und unsere Art zu leben infrage. Allein durch ihre Anwesenheit. Durch ihr Aussehen.

Jimmy sagt: »Ich weiß, es hat dir wahrscheinlich noch nie jemand gesagt, aber leider ist die Länge deines Lebens und auch deine komplette Lebensleistung, sei sie erkämpft, vererbt oder ergaunert, völlig irrelevant für den Wert deiner Existenz. Wenn du und ich uns dann begegnen, wird das ja alles einfach so gelöscht. Das tut mir voll leid. Vor allem, wenn die Leute immer denken: ›Boah, ich war richtig wer. Ich hab's geschafft, denn ich war Schauspielerin, Außenminister, Papst ...‹ oder was weiß ich – und dann, ooopsi – alles gelöscht.

In Wirklichkeit sterben sehr alte Seelen, weise Inkarnationen sehr oft jung. Die möchten kurz eine ganz bestimmte, noch nie erlebte Lebenssituation mitnehmen, und dann ist gut. Manchmal ist das einfach nur eine liebevolle Geburt oder eine wunderbare Kindheit. Allein die Länge des eigenen Lebens nicht als Leistung anzusehen, der eigenen Existenz keinerlei Bedingungen aufzuerlegen, das können nur erfahrene Seelen. Ihr müsst euch junge Sterbende so wie VIP-Gäste auf einer mega angesagten Party vorstellen. Sie kennen das schon alles. Sie haben das schon zigmal erlebt. Alle anderen machen Party, schreien, saufen, koksen, tanzen, und sie schauen netterweise einfach nur mal kurz vorbei und sind dann auch schon sehr früh wieder weg.«

Jimmys Wahrnehmung entspricht auch der meinen.

Ich selbst sehe junge sterbende Menschen als Superhelden. Deshalb heißt meine Initiative, die sich für junge Sterbende einsetzt, auch »Superhelden fliegen vor«.

Wenn einem jungen Menschen eine todbringende Krankheit diagnostiziert wird, empfindet man dies im ersten Moment als besonders tragisch. Wenn man den Tod aber nicht länger als Ende, sondern vielmehr als das Ziel betrachtet, kann man diese Perspektive vielleicht etwas verändern. Für mich ist das Leben wie beispielsweise ein Zehn-Kilometer-Marathon. Für uns alle ist die Wegstrecke gleich lang. Wir rennen alle wie blöde, legen alle bei Start los, und wir werden alle irgendwann ins Ziel gelangen. Auf dem Weg begegnet uns der eine oder andere, bleibt eine Zeit lang an unserer Seite, überholt uns oder bleibt zurück. Diejenigen, die als Erste, also recht früh, das Ziel erreichen, sind für mich Superhelden. Sie sind die Schnellsten, die Coolsten, sie sind diejenigen, die im Ziel die Getränke kalt stellen und die Nachfolgenden während des Einlaufs bejubeln.

Ich durfte schon einige Superhelden kennenlernen und ein Stück weit begleiten. Und ich durfte von ihnen lernen. Von ihnen ein Stück weit lernen, was es heißt zu sterben. Das lernen, was ich hier als Gebrauchsanweisung für ein gutes, ein besseres Sterben an dich weitergeben mag. An dieser Stelle möchte ich euch zwei dieser Superhelden vorstellen, an sie erinnern und auch zeigen, was ich von ihnen lernen konnte und wie diese Begegnungen mein Leben bereichert haben.

Einer dieser Superhelden ist Jana.

Die Journalistin Renate Werner wollte in einer Dokumentation für ARTE über meine Initiative berichten. Ich machte einen Aufruf bei Facebook, um Protagonisten für die Doku zu finden, und Jana meldete sich noch am selben Tag. Wir hatten sofort eine gemeinsame Ebene, und ich fragte Jana, ob sie Lust hätte, Teil der Dokumentation zu sein, und sie sagte ganz spontan und direkt: Ja.

Natürlich ist ein Bild wie »Superhelden fliegen vor« ein tröstlicher Gedanke für Hinterbliebene. Wenn ich dann aber einen Menschen treffe, der in jungen Jahren eine lebensverkürzende Krankheit hat, fällt es auch mir schwer zu sagen:

»Du bist halt ein Superheld und fliegst vor, ist doch cool!« Diese Gedanken mit jemandem zu teilen, der laut einer tödlichen Diagnose nur noch wenige Wochen zu leben hat, ist auch für mich eine Herausforderung. Bei Jana war das der Fall. Sie war Mitte dreißig und ihr war Krebs diagnostiziert worden. Als ich sie nach ihrer Lebenserwartung fragte, sagte sie mir im April 2018, dass sie noch bis zum Mark-Foster-Konzert im nächsten Januar durchhalten wolle. Sie schaffte es nicht. Aber in ihren letzten Monaten durfte ich sie und ihren Mann Jens, ihr Leben, ihre Sichtweisen und Lebenseinstellungen kennenlernen und von ihr lernen. Für mich ist sie der ultimative Superheld im Sinne unserer Initiative. Die erste Superheldin überhaupt.

Sie hat meinen Umgang mit Sterbenden geprägt und mich bis zuletzt und über ihren Tod hinaus ermuntert, das Bild der Superhelden und die Idee dahinter weiterzutragen. Ohne Jana würde es wahrscheinlich dieses Buch gar nicht geben. Da ich mich nicht getraut hätte, so offen Dinge auszusprechen und sie zu benennen. Dass das geht, dass man das darf, das habe ich von Jana gelernt.

Anfangs lernten Jana und ich uns nur durch die sozialen Medien und über WhatsApp kennen. Vor unserem ersten Telefonat war ich wahnsinnig nervös. Der Superhelden-Gedanke war mir erst einige Wochen zuvor gekommen, und Jana war der erste Mensch, der erste erkrankte Mensch, dem ich nun persönlich davon erzählen würde. Ich stellte mich auf jegliche mögliche Reaktion über »Was für ein Quatsch« bis hin zu »Ich leg jetzt auf« ein.

Dann klingelte das Telefon. Es war Jana. »Hi!«, eine fröhliche und lebendige Stimme begrüßte mich. Sofort war das Eis gebrochen.

Warum haben wir immer direkt das Gefühl, mit Sterbenden behutsamer und mitleidsvoll umgehen zu müssen? Keiner von uns kennt den letzten Tag, an dem wir vorfliegen werden. Ich hätte durch einen Unfall oder ein Unglück noch vor Jana sterben können. Es gab also keinen Grund, warum ich ihr mit Sorge oder gar Angst hätte gegenübertreten müssen.

Diese Angst nahm Jana mir in diesem ersten Gespräch, und mir wurde klar: Wir begegnen uns immer nur in einem Augenblick. Die Vergangenheit können wir nicht ändern, die Zukunft nicht bestimmen, aber wir können unsere gemeinsamen Augenblicke in der Gegenwart gestalten und erleben.

Und das taten wir. Jana begann dann auch, mein erstes Buch zu lesen, und liebte es, Gedanken oder Geschichten daraus zu kommentieren. In einem Kapitel erzähle ich davon, wie meine Mutter meinem Bruder und mir ganz klare Anweisungen gab, wer auf ihrer Beerdigung erscheinen dürfe und wer nicht. Als Jana das las, schrieb sie mir direkt: »Wie geil ist das denn? Das mache ich auch!« Ich überlegte in dem Buch scherzeshalber weiter, ob wir bei der Beerdigung meiner Mutter vielleicht tatsächlich mit Einlassbändchen arbeiten sollten. Prompt kam die nächste Nachricht von Jana: »Ich will auch Einlassbändchen!«

Jana nahm mir durch ihre offene Art nicht nur die Angst, sie auf ihre Beerdigung anzusprechen. Sie nahm mir auch die Angst, über meine eigene Beerdigung nachzudenken.

Irgendwann, als Jana und ich so hin- und herschrieben und telefonierten, da bemerkte ich, was wir eigentlich taten. Wir hatten Spaß daran, unsere eigenen Beerdigungen zu planen. Wir taten etwas eigentlich sehr Trauriges und genossen doch den gemeinsamen Augenblick, das gemeinsame Erleben. Denn noch lebten wir!

Einen der schönsten gemeinsamen Augenblicke, die Jana und ich erleben durften, war, als wir uns dann endlich persönlich kennenlernten. Ich hatte einen Auftritt in Dortmund, bei dem ich meinen Song »Superhelden fliegen vor« zum ersten Mal präsentieren wollte. Jana und ihr Ehemann Jens kamen extra den langen Weg von Stuttgart ins Ruhrgebiet, um dabei zu sein. Jana strahlte. Sie kam ganz ohne Kopfbedeckung und sah mit ihrem kahlen Kopf wunderschön aus. Wir feierten an dem Abend außerdem die Gründung unserer Initiative, und Jana und Jens standen von Anfang an wie eine Wand hinter mir und sagten: »Das musst du machen! Das ist super, wir brauchen das!«

Jana wurde ganz wunderbar von ihrem Jens unterstützt. Ich sagte ihr später am Abend auch, dass ich sie wirklich beneiden würde. Um diese Form der Partnerschaft. Um diese Form der Begleitung. In unseren Unterhaltungen fanden wir immer wieder eine ganz ausgeglichene, gemeinsame Ebene. Wir sahen uns nie als der Gesunde und die Kranke, der zu Beneidende und die zu Bemitleidende. Es waren einfach immer nur »wir«. Wir mit unseren schönen Dingen im Leben und wir mit unseren weniger schönen.

An jenem Abend in Dortmund rückte die Präsentation meines Songs immer näher. Jana und Jens saßen ganz vorne. Als die ersten Töne erklangen, nahm Jens Jana ganz fest in den Arm, und ich merkte, wie sich meine Kehle ein wenig zuschnürte. Diesmal konnte ich nur singen, wenn ich die Augen schließen würde. Und so tat ich es. Als ich die Augen wieder öffnete, sah ich, dass Jana weinte. Der Song war zum Glück der Abschluss des Abends, und so verabschiedete ich mich und konnte dann recht schnell von der Bühne. Auch mir liefen einige Tränen über das Gesicht. Nicht aus Traurigkeit. Es war eher eine Form der Dankbarkeit und des Glücks.

Jana kam direkt auf mich zu. Sie nahm mich in den Arm und sagte: »Weißte was? Genauso ist es. Ich bin ein Superheld – ich fliege vor.«

Es wurde noch ein wunderschöner Abend, mit Freunden, vielen Gin Tonics und einer ganz warmen, wohligen Stimmung. Wir feierten den Augenblick und das Leben.

Es sollte unsere einzige persönliche Begegnung bleiben.

Von Janas Tod erfuhr ich per WhatsApp, als mir ihr Mann über Janas Account eine Mitteilung schrieb: »Jana ist heute um 14.15 Uhr friedlich in meinem Arm eingeschlafen. Gruß Jens«

Ich hatte noch eine Woche vorher ausgiebig mit Jana telefoniert, und obwohl sie über Schmerzen und körperliche Einschränkungen berichtete, war sie gut drauf. Wir lachten, und im Vergleich zu vielen anderen Telefonaten, die ich tagtäglich führe, war das ein lebendiges und positives, ein glückliches Gespräch.

Sie berichtete, wie viel positive Resonanz sie nach der Ausstrahlung des ARTE-Beitrags bekam, wie sie die Begegnung mit alten Freunden genoss und natürlich auch, wie scheiße es war, sich machtlos gegenüber ihrer Krankheit zu fühlen. Aber sie beklagte sich nicht. Kein einziges Mal.

Nachdem ich erst mal einen Champagner auf Jana, auf ihr Leben und auf unsere Begegnung getrunken hatte, wollte ich Jens kondolieren. Ich hatte bereits die ersten Zeilen eingetippt: »Lieber Jens, wie schrecklich. Es tut mir unendlich leid …«

Dann dachte ich an Jana und an das, was wir bei unserem ersten Telefonat vereinbart hatten. Mir fiel es darin schwer, ihr Sterben beim Namen zu nennen. Ich sagte immer wieder Sachen wie: »In deiner Situation« oder: »Wenn man deine Diagnose hat« und Ähnliches. Irgendwann sagte ich: »Jana, ich merke die ganze Zeit, dass es mir schwerfällt, ganz offen zu reden, weil ich dir nicht zu nahetreten möchte und auch auf gar keinen Fall deine Gefühle verletzen will. Aber wenn das für dich okay ist, würde ich gerne einfach sagen, was ich denke, und wenn du dich an irgendeiner Stelle damit unwohl fühlst, dann sag es, okay?«

Jana erwiderte nur: »Ja klar, gar kein Problem!«

»Okay, also, du stirbst, richtig?«

»Ja, ich sterbe«, sagte Jana.

Und dann haben wir diese direkte und offene Kommunikation beibehalten. Für mich eines der größten Geschenke, die Jana mir hinterlassen hat. Angstfrei, wertfrei und offen über das eigene Sterben und über den Tod reden zu dürfen.

Als ich nun Jens bei WhatsApp zurückschreiben wollte, merkte ich, dass sich in mir Widerstand regte. Schon der erste Satz »Wie schrecklich!« – warum schrecklich?

Jana und ich hatten ausgemacht, dass wir immer sagen können, was wir denken, was wir von Herzen sagen möchten. Warum sollte ich das nun nicht mehr tun? Nur, weil sie gestorben war? Ich dachte daran, was ich von Jana gelernt hatte: kein Mitleid mit Sterbenden. Sterbende sind Lebende. Glitzer und Champagner gerne und zu jeder Zeit.

Also löschte ich den bereits eingetippten Text und schrieb:

»Lieber Jens, liebe Jana! Ich glaube fest daran, dass der Tod ein Übergang von dem einen in den anderen Daseinszustand ist. Ich weiß aber auch, dass es sehr schwer ist, wenn man den Weg gerne gemeinsam gegangen wäre und nun alleine vorangehen oder zurückbleiben muss. Ich wünsche euch beiden viel Kraft, Mut und Hoffnung! Ihr habt mich und unsere Idee der Superhelden stark beeinflusst und begleitet. Meine Telefonate mit Jana haben einen direkten Einfluss auf den Kurs der Initiative gehabt. Dafür bin ich sehr dankbar! Jana war die Erste, die als betroffener Mensch zu mir gesagt hat: ›Bleib dran mit der

Initiative. Mach das! Wir sind alle Superhelden, ich bin auch einer, ich fliege vor.‹ Liebe Jana, du bist unser erster Superheld, und ich werde nicht müde werden, von dir zu erzählen! Lieber Jens, auch dir danke und alles Liebe für die nächste Zeit. Wenn du magst, melde dich gerne!«

Als Jens mir die ersten Bilder von der Beerdigung per WhatsApp schickte, war ich zum einen sehr gerührt, glücklich und mir sicher, dass sie mich mehr verstand als viele noch lebende Menschen, die zwar körperlich sichtbarer waren als sie, aber definitiv nicht präsenter oder lebendiger.

Bunte Luftballons flogen in den Himmel; begraben wurde Jana in einem Friedwald, Fotos von Jana, ihre Lieblingssachen und Grußkarten lagen unter ihrem Baum. Eine Gedenktafel mit ihrem Namen und ihren Lebensdaten erinnern seitdem an diese wunderbare Frau. Auf der Gedenktafel wurde auf Janas Wunsch hin noch eine Inschrift eingearbeitet. Direkt über ihrem Namen steht geschrieben: »Superhelden fliegen vor«.

Meine zweite Superheldin, die die Kunst des Sterbens für mich verinnerlicht hat wie sonst fast niemand, ist Nana Sixx aka Nana Stäcker.

Der Tod kann bunt sein. Und laut. Und weiblich. Wenn es jemanden gibt, von dem wir lernen können, dass eine Krankheit, dass der Sterbeprozess all das sein kann, was wir daraus machen, dann ist es Nana.

Ich traf Nanas Mutter Barbara bei einem gemeinsamen Pressetermin, da mein erstes Buch ziemlich zeitgleich mit einem Buch über Nana erschien: *Der Tod trägt Pink*. Nana und ich sind uns persönlich nie begegnet. Und doch durfte ich von ihr lernen, da Barbara Nanas Sterben teilt. Da sie darüber redet und da Nana selbst bis heute als Vorbild und Leitfigur für viele Krebspatienten dient.

Für ein Magazin sollten Barbara und ich in einem Gespräch aufeinandertreffen und aus unserer jeweils sehr unterschiedlichen Lebenssituation über das Thema »Tod und Trauer« reden. Auf den ersten Blick hatten Barbara und ich nicht viel gemein, außer dass wir beide ein Familienmitglied während des Sterbens begleitet und ein Buch darüber geschrieben hatten. Ich sollte schon bald lernen, dass diese beiden Gemeinsamkeiten mehr verbinden können als gemeinsam verbrachte Zeit, als ein gemeinsamer Wohnort oder gemeinsame Erinnerungen. Wenn es um eine gemeinsame Verbindung geht, ein gemeinsames Band, auch durch alle Leben hinweg, dann zählt Quantität nicht. So ein Band besteht, oder es besteht nicht.

Ich hatte im Vorfeld des Treffens mit Barbara ein paar Bedenken, da es das erste Mal sein würde, dass ich eine Mutter kennenlernte, die ihre Tochter verloren hatte. Nana erkrankte mit zwanzig an einem Ewing-Sarkom, das ist ein seltener und aggressiver Knochenkrebs. Sie starb mit 21. Die Zeit der Chemotherapie setzte ihr besonders zu. Sie verlor ihre Haare und war, wie es bei den meisten Krebspatienten ist, fast rund um die Uhr nur noch mit ihrer Krankheit beschäftigt. Also beschloss Nana, etwas dagegen zu tun. Nana wollte sich endlich mal wieder schön fühlen. Sie war ein bildhübsches Mädchen, und durch den Kontakt zu einigen Fotografen entstanden ganz wunderbare, extravagante Fotos – Fotos, auf denen sie ihren kahlen Kopf nicht versteckte.

Die Fotos wurden zu einem Statement. Die Fotos zeigen eine klare Haltung: Noch lebe ich! Im Herbst 2011 bekam Nana dann Kontakt zu einer Make-up-Schule, nachdem Nana mit vielen Fotografen unzählige Fotos gemacht hatte, die sie unglaublich gestärkt haben. Gemeinsam entstand dann die Idee zu »Nana – Recover your smile«. Der mittlerweile gemeinnützige

Verein veranstaltet für an Krebs erkrankte Menschen kostenfreie Workshops mit Make-up durch professionelle Make-up-Artists, an dessen Ende ein professionelles Fotoshooting steht.

Ich traf Barbara in Köln. Etwas nervös ging ich zu dem vereinbarten Treffpunkt. Egal, wie oft ich über den Tod spreche, egal, wie oft ich bereits über ihn gesprochen haben mag, es ist immer wieder eine zunächst ungewohnte Situation, wenn ich mich dazu verabrede, über den Tod zu sprechen.

Und klar, es ist auch immer eine tief gehende, emotionale Angelegenheit. Wir begegnen dabei unserer Trauer, wir begegnen der Trauer des Gegenübers und wir begegnen diesem unvorstellbaren Wunder, das wir Leben nennen. Und in den meisten Fällen fragen wir uns, was ist das eigentlich alles hier? Der Tod übersteigt unsere intellektuelle Wahrnehmungskraft. Intellektuell werden wir den Tod nie begreifen. Das geht nur auf der emotionalen beziehungsweise außerkörperlichen, spirituellen Ebene. Doch dazu später mehr.

Zunächst gingen Barbara und ich in das Szenelokal Salon Schmitz auf der Aachener Straße in Köln und tranken erst mal zwei Gin Tonic. Wir hatten sofort einen direkten Draht. Unser Erleben in diesem Moment verband uns. Es ist daraus keine enge Freundschaft geworden. Wir schicken uns keine Geburtstagskarten, telefonieren nur sehr selten und halten uns in erster Linie via Facebook up to date. Sollte ich allerdings morgen sterben müssen, wäre Barbara eine der wenigen, mit denen ich darüber sprechen wollen würde, da ich mich nicht erklären müsste.

Denn so war es bei unserem Treffen in Köln. Wir sagten immer wieder: »Sag ruhig, ist völlig okay!«, da wir beide natürlich jeweils dem anderen nicht zu nahetreten wollten. Als wir die anfängliche Befangenheit und Nervosität überwunden hatten, als wir ganz frei miteinander redeten, da war es, als sei die nicht vorhandene Vergangenheit, als seien die Unterschiede in unseren Biografien nicht mehr wichtig.

Wir hatten beide den Tod erfahren, gesehen, erlebt, und wir konnten nicht anders, als ihn auch bunt, vielfältig und facettenreich zu finden. Niemand von uns wollte diese Erfahrung machen. Wir beide erquickten uns nicht an unserer Trauer. Aber wir beide wollten das Erlebte nicht unter den Teppich kehren. Wir wollten davon erzählen. Und wir taten es.

Ich erfuhr in diesem Gespräch und in den folgenden Gesprächen mit Barbara von Nana. Wie sie den Verein »Nana – Recover your smile« ins Leben rief und andere Krebspatienten ermutigte, sich auch während der Chemotherapie schön zu fühlen, sich stylen und fotografieren zu lassen. Der Verein existiert über Nanas Tod hinaus. Barbara leitet ihn mit ihrem Team, die alle mit Nana verbunden waren, und organisiert regelmäßig Fotoshootings für Krebspatienten.

Die eigene Schönheit in der Krankheit zu entdecken, mag für viele zunächst erst mal als schwierig, vielleicht sogar überflüssig erscheinen. Jedoch hat Nana mir gezeigt, dass wir unser Leben nicht in wertvolles und wertloses Leben einteilen dürfen.

Jeder Tag zählt, und es kommt darauf an, wie wir ihn bewerten. Ganz persönlich. Wenn die Zeit des Sterbens nur noch ein Warten auf den Tod bedeutet, frage ich mich, warum ich mit Sterbenden so helle gemeinsame Momente erleben durfte, warum ich eine Form des Glücks bei manchen Sterbenden erlebt habe, das ich so aus keiner anderen Lebenssituation kannte.

Ich frage mich weiter, warum so viele Menschen, ohne Krankheit und ohne den eigenen Tod unmittelbar vor Augen zu haben, zutiefst traurig, depressiv und schlecht gelaunt ihr Leben bestreiten, ihren Alltag begehen.

Durch die Begegnung mit Barbara und Nana wurde mir klar, dass ich immer ich selbst bleibe, bis zum Schluss. Wenn ich Spaß an Mode, Musik, am Leben hatte, warum sollte ich diese Interessen verlieren? Ich bin der, der ich bin – bis zum letzten Atemzug.

Ich bin schon mehrfach gestorben. Und sterbe gerade in diesem Moment wieder – zumindest ein bisschen. Mein Leben heute hat nichts mehr mit meinem Leben vor zehn Jahren zu tun. Und mein Leben vor zehn Jahren nichts mit dem vor fünfzehn Jahren. Es gibt einige sehr wenige Freunde, die in allen meinen unterschiedlichen Leben mit dabei waren und es wahrscheinlich im nächsten sein werden. Das einzig Sichere im Leben ist die Veränderung. Und bei fast jeder Veränderung bleibt etwas für immer zurück. Meine Lebensumstände erleichtern es mir, diesen Veränderungen nachzugeben und sie nicht nur zu akzeptieren, sondern sie sogar zu forcieren und zu genießen. Es ist ein wenig, wie Sterben zu üben. Loslassen. Alleine sein. Frei sein. Im Hier und Jetzt leben. Jegliche Bewertung aller Dinge hinter sich lassen. Einfach zu sein.

Glücklich zu sein als krebskranker, sterbender Mensch. Dass das geht, musste bzw. durfte ich nicht nur von Nana lernen: Ich habe letztens eine Abschiedsnachricht einer jungen Frau auf Facebook gehört, die sich persönlich per Voicemail von ihren Freunden und Followern verabschieden wollte, nur ein paar Tage, bevor sie starb. Etwas, das sie darin sagte, geht mir seitdem nicht mehr aus dem Kopf und bereichert meine Gedanken: »Meine Zeit geht ja nicht zu Ende, weil ich Krebs habe, sondern ich habe Krebs, weil meine Zeit hier zu Ende geht.« So einen Satz kann nur ein sterbender Mensch glaubhaft sagen, und er birgt so viel Weisheit, Glaube und Hoffnung in sich, dass er mich darin bestätigt hat, mehr darauf zu hören, was Sterbende sagen. Die junge Frau sagte weiter: »Ich weiß, es klingt komisch, aber ich bin wirklich glücklich. Mein Leben war kurz, aber ich habe so viele tolle Dinge erlebt. Ich bin dankbar für die Dinge, die ich erlebt habe, und sorge mich nicht um das Nichterlebte. Alles hat ein Verfallsdatum. Das gehört zum Leben.«

Wenn wir uns mit dem Tod beschäftigen, habe auch ich noch immer sehr viel zu lernen. Ich finde es irgendwie kurios, dass es für den Umgang mit Sterbenden ganz allgemeingültige Verhaltensregeln zu geben scheint: leises Sprechen, eine Hand halten und auf gar keinen Fall lachen. Dies scheinen drei normative Regeln im Umgang mit ihnen zu sein. Als wären auf einmal nach Erhalt einer Diagnose alle Menschen gleich. Was für ein Irrtum. Eine meiner größten Erkenntnisse durch die Begegnung mit Sterbenden lautet:

Ich möchte leben bis zuletzt! So leben, wie ich es mein Leben lang getan habe. So leben, wie es mir entspricht. Auch die letzte Lebensphase ist Leben, und ich finde, wir sollten sie nicht wie einen abgestandenen, letzten Schluck Cola ohne Kohlensäure ansehen, sondern eher wie den besten Bissen auf dem Teller. Ich weiß nicht, wie es euch beim Essen geht, aber ich hebe mir gerne immer den leckersten Bissen bis zum Schluss auf, sodass der beste Geschmack auch der letzte ist.

Wir dürfen die Individualität während des Sterbens nicht ignorieren. Deshalb muss es auch vielfältigere Angebote für Sterbende geben. Ein breiteres Spektrum an Hospizen, an Begleitangeboten, an Online- und digitalen Möglichkeiten, um sich zu vernetzen, um bis zuletzt so autark wie nur möglich leben zu können.

Das Problem am Sterben ist, dass es in den meisten Fällen keinen Spaß macht. Man kommt in ein steriles Krankenzimmer im Krankenhaus oder in ein Hospiz, wobei die wenigsten geschmackvoll eingerichtet und oftmals noch mit Röhrenfernsehern ausgestattet sind. Von WIFI keine Spur, und alle reden ganz leise. Wenn so mein nächster Urlaub aussehen würde, würde ich zu Hause bleiben.

Wir müssen Sterben neu denken. Die Bedürfnisse von Sterbenden ernst nehmen. Sterbende wiederum müssen ihre Bedürfnisse laut und mutig kommunizieren und diese einfordern. Wir müssen weg von: »Schwester, ist es eventuell möglich WIFI hier im Hospiz zu nutzen, wenn es keine Umstände macht?« Hin zu: »Das WIFI-Passwort bitte, gerne jetzt … Es sind meine letzten Tage, ich hab noch einiges zu tun!«

Auch Nana und ihre Idee von »Nana – Recover your smile« trafen immer wieder auf Widerstände. Ärzte, die die ganze Aktion belächelten und meinten: »Ich glaube, krebskranke Frauen haben größere Probleme, als ein Fotoshooting zu machen.« In der Realität des Arztes mag das auch so sein, aber es gibt mehr Lebensrealitäten als nur eine, und genauso viele Sterberealitäten gibt es auch.

Nana blieb die, die sie war, bis zum Schluss. Auf ihrem Totenbett, als sie schon fast nicht mehr kommunizieren konnte und Barbara ihr die trockenen Lippen mit etwas Balsam bestrich, fragte sie ihre Mutter: »Welche Farbe?« Danke Nana! Der Tod trägt Pink und unendlich viele weitere Farben.

Lasst uns Jana, Nana und die vielen anderen Superhelden als Vorbild nehmen. Lasst uns von ihnen zu leben und zu sterben lernen.

KAPITEL 4

Digital leben – digitaler sterben

Es gibt diesen einen Punkt im Verlauf einer Krankheit, sollte sie denn dann tatsächlich den letzten Lebensabschnitt einleiten, der elementar wichtig für die Sterbebegleitung und für unsere Visionen ist, wie wir im digitalen Zeitalter sterben möchten. Dieser Punkt ist jener Moment, in dem wir realisieren: Es kann gut sein, dass eine volle Genesung nicht mehr möglich ist. Es kann gut sein, dass ich mir meines Sterbens jetzt bewusst werde. Es kann gut sein, dass ich mich besser palliativ versorgen lassen sollte.

Bei Palliativpatienten steht nicht mehr die Genesung und Heilung im Fokus der Behandlung, sondern das Lindern der Schmerzen und das Erreichen einer möglichst hohen Lebensqualität während der letzten Lebensphase. Das bedeutet aber auch, dass sich die Kommunikation ändert und dass wir die verbleibende Zeit ganz anders gestalten werden, als wenn wir uns noch im »Fight-Modus« befänden.

Für viele Menschen ist die Umstellung auf eine palliative Versorgung ein Schock. Das Gefühl »die Uhr tickt« kommt auf, und viele Patienten haben eine permanente Angst, dass es jetzt zu Ende geht.

Ganz so ist es in den meisten Fällen allerdings nicht. Es gibt Palliativpatienten, die Monate und Jahre gut eingestellt weiterleben. Palliativpatient zu sein bedeutet nicht, dass wir direkt morgen sterben. Allerdings ist aus medizinischer Sicht eine komplette Genesung faktisch ausgeschlossen.

So wie bei uns allen eine komplette Genesung ausgeschlossen ist. Mit oder ohne lebensverkürzende Krankheit. Mit oder ohne palliative Versorgung. Irgendwann wird unser Körper, in der Art, wie wir ihn kennen, nicht mehr existieren.

Und das kann für uns alle der heutige Tag sein. Von daher sollten wir uns über Menschen freuen, die sich ihrer eigenen Endlichkeit wesentlich bewusster sind als wir. Wir sollten ihnen zuhören und von ihnen lernen. Denn sie tun in den meisten Fällen das, was wir generell im Leben machen sollten: Sie konzentrieren sich auf das Wesentliche. Sie versuchen, ihre Tage mit möglichst viel Leben zu füllen, und sie wünschen sich eins: ihren Alltag und all die Dinge, die sie gerne tun, möglichst bis zuletzt tun zu können. Selbstbestimmt sterben, so gut es geht.

Im Jahre 2022 gehört das digitale Leben genauso dazu wie das analoge.

In diesem Kapitel möchte ich zum einen aufzeigen, welche Möglichkeiten es bereits heute gibt, als Palliativpatient, als Krebspatient, als Mensch mit einer lebensverkürzenden Krankheit, auch digital zu leben. Trotz Krankheit digital aktiv zu sein und sich auch über digitale Kanäle mitzuteilen. Die Digitalisierung bietet nämlich, insbesondere für mobil eingeschränkte Menschen, große Chancen.

Zum anderen möchte ich auch für Angehörige und für nicht akut erkrankte Menschen unser digitales Leben und unser digitales Erbe ins Visier nehmen. Denn auch in diesem Bereich können und müssen wir vorsorgen.

So sehr ich in meinem privaten Leben soziale Medien und die Flut an Informationen, die digital zur Verfügung gestellt werden, als sehr anstrengend und als Überforderung meiner Wahrnehmung empfinde, umso mehr feiere ich die Digitalisierung, wenn ich an die letzte Lebensphase, die Sterbephase, denke. Selbstbestimmt leben bis zuletzt. Das wünschen wir uns alle. Wie kann uns die Digitalisierung dabei helfen?

Ein Beispiel:

Die Nächte sind für viele Menschen in der letzten Lebensphase lang. Oftmals haben wir dann keine Kraft mehr, um großartig aufzustehen, sind aber noch bei klarem Verstand. Egal, ob wir nun in einem Hospiz betreut werden oder von unserer Familie zu Hause, wenn wir einen Wunsch haben, müssen wir darum bitten.

Um Hilfe zu bitten kann eine wunderbare Erfahrung sein. Hilfe zu erbitten und Hilfe zu spenden ist ein großartiges Erleben, und von Herzen kommende Dankbarkeit ist ein großes Glück. Und doch scheuen wir uns, anderen auf die Nerven zu gehen. Ob wir es tun oder nicht, das ist dabei meistens egal. Wir möchten einfach niemandem zur Last fallen. Und schon gar nicht all jenen, die sich so sehr um uns bemühen und denen wir dankbar für ihre Unterstützung sind.

Dank der Digitalisierung von Dienstleistungen sind viele Dinge, um die jeder Patient noch vor ein paar Jahren hat bitten müssen, heute online 24/7 erhältlich. Einen Blumenstrauß zum Geburtstag für die beste Freundin bestellen? Kein Problem. Du hast Hunger auf eine Pizza? Dann bestell sie dir. Du möchtest jeden Tag Champagner? Der Lieferdienst bringt es gerne, sooft und soviel du möchtest. Du möchtest noch ein bestimmtes Buch, einen bestimmten Song, ein bestimmtes Outfit für deine letzte Reise besorgen? Dann mach das Ganze einfach online.

Ich habe oft mitbekommen, dass Wünsche nicht geäußert wurden, um nicht zur Last zu fallen. Und ich habe auch mitbekommen, dass das Hospizpersonal tatsächlich von zu vielen individuellen Wünschen genervt war. Das ist menschlich. Und ja, ich sehe jetzt schon Personal von Palliativstationen und Hospizen die Hände über den Kopf zusammenschlagen und denken: O Gott, ich sehe schon den Pizzaservice zehnmal am Tag klingeln und durch die Station rennen.

Ja, das kann wiederum andere Patienten stören. Aber dann ist es an uns, Visionen und Arbeitsabläufe zu entwickeln, die für alle Bedürfnisse funktionieren. Nicht nur für die, die sich nach Ruhe sehnen. Wir müssen endlich verstehen, dass sich die Realitäten und der Alltag von uns allen in den letzten zwanzig Jahren komplett geändert hat.

Ob wir persönlich Lieferdienste mögen oder nicht: Sie sind eine Lebensrealität, so wie es auch einst das Telefon wurde, von dem auch nicht jeder begeistert war. Daher ist die Digitalisierung von Hospizen und die Bereitstellung von digitaler Hardware ein absolutes Muss, das besser gestern als heute umgesetzt werden sollte.

Smart-TVs in jedem Zimmer, über die man seinen eigenen Netflix-Account bedienen kann. Bluetooth-Boxen, um über sein eigenes Smartphone seine Lieblings-Spotify-Playlist abzuspielen. Das schnellste und beste WIFI, das es überhaupt auf dem Markt gibt. Verfügbar im ganzen Haus, auch im Garten.

Im Endeffekt machen schon jetzt viele Betroffene es vor, wie es gehen kann. Wir müssen sie einfach nur als Leuchtturm nehmen.

Es gibt viele junge Frauen und Männer, die über ihre Erkrankung online berichten. Sei es in einem Blog oder in den sozialen Medien. Sie werden täglich immer mehr. Insbesondere

Krebspatienten teilen ihren Alltag mit der Krankheit. Junge, früher kerngesunde Menschen, deren Leben sich von einem Tag auf den anderen verändert hat. Sie nehmen uns mit auf ihre Reise. Viel direkter, viel näher und authentischer, als es beispielsweise ein Dokumentarfilm machen würde. Und wesentlich unkomplizierter. Würde ein Kamerateam den Alltag dieser Menschen begleiten, wäre das mit einem enormen administrativen Aufwand und mit Diskussionen auf diversen Ebenen verbunden. Die Krebsblogger brauchen nur ihr Handy, thats's it!

Sie nehmen uns mit ins Krankenhaus, zeigen uns, was es heißt, die erste, zweite, dritte Chemo zu bekommen. Sie erzählen von ihren Hoffnungen und Ängsten. Und manchmal nehmen sie uns auch mit ins Bett, wenn Jimmy daneben liegt und ihnen sanft die Hand aufs Herz legt. Es langsamer schlagen lässt, den Duft ihrer Haare und ihrer Kleidung aufnimmt und sie dann aus diesem Leben geleitet.

Ich habe kürzlich auf Facebook ein Video angeklickt, in dem eine sterbende Frau sich von ihren Followern verabschiedete. Unmittelbar, bevor sie starb.

Viele von uns belächeln Menschen, die ihre Follower Freunde nennen und sie nicht einmal persönlich kennen. Aber das ist einfach eine andere Realität als die, die wir bisher kannten. Und insbesondere für Sterbende finde ich das eine großartige Möglichkeit, noch am sozialen Leben teilzuhaben.

Vielen mag das nicht gefallen, denn eine todkranke Frau passt so gar nicht ins heile Weltbild von Instagram und Co., wo wir uns so perfekt wie möglich in Szene zu setzen versuchen. Deshalb finde ich es umso mutiger, spannender und bewundernswerter, dass junge Krebspatienten, Palliativpatienten, junge Sterbende sich trauen, uns davon zu berichten, wie sich die letzte Lebensphase anfühlt.

Solltest du also krank oder akut sterbend sein und den Wunsch haben, dich mitzuteilen, so kann ich dir nur zurufen: Tu es! Finde Menschen, die ähnliche Erfahrungen machen, tauscht euch aus und vernetzt euch.

Die Vernetzung von sterbenden Menschen weltweit ist auch eines der vorrangigen Ziele meiner Initiative »Superhelden fliegen vor« und eines meiner ganz persönlichen Anliegen. Es gibt ganz unterschiedliche Kanäle, über die wir uns mitteilen können. Am populärsten ist zurzeit wahrscheinlich Instagram. Dort ist es besonders einfach loszulegen. Du erstellst dir mit ein paar Klicks ein Profil, und los geht's. Am Ende des Buches findest du diesbezüglich Infos, die dir helfen können, deinen eigenen Blog zu starten und deine Geschichte online zu teilen.

Je mehr Menschen ihre persönliche Geschichte teilen, desto mehr haben auch Angehörige und Nichterkrankte die Möglichkeit, einen Einblick in den Alltag derer zu bekommen, die sie begleiten.

Wollen wir das? Die einen ja, die anderen nein. Wer im persönlichen Gespräch Probleme damit hat, über Jimmy oder über Krankheiten im Allgemeinen zu sprechen, der wird auch online nicht auf dementsprechende Beiträge klicken. Diejenigen, die aber sehr wohl interessiert sind, die bekommen immer mehr die Möglichkeit, online ein viel umfassenderes Bild zu erhalten, als man das nur vor Ort, in seinem Wohnort, kann.

Denn eine Krankheit, eine letzte Lebensphase fühlt sich unabhängig von Kultur, Herkunft und Religion ganz ähnlich an. Die Ängste, Zweifel und Emotionen sind absolut zu vergleichen. Wir werden als Mensch geboren, und wir gehen auch als Mensch wieder dahin. Alles, was dazwischenliegt, ist unser Leben. Das ist von vielerlei Aspekten geprägt, es beeinflusst und unterscheidet uns oftmals in ganz existenziellen Lebensbereichen.

Jimmy sieht das gar nicht. Wenn er kommt, dann haben wir all das bereits schon wieder abgelegt und sind nur noch Mensch.

Jimmy hat keine Angst vor Innovationen. Er hat auch keine Angst vor der Digitalisierung oder davor, dass es sich nicht schicken könnte, wenn man als kranker Mensch oder als Hospizverein ein Facebook-Profil erstellt. Jegliche Form von Moral ist ihm fremd. Wir sprachen erst neulich über die vielen Bedenken von Verbänden und Vereinen, was digitale Angebote für Sterbende angeht, und er sagte nur recht trocken:

»Du, Dada, ich kratze auch Menschen von Tellerminen und hieve klatschnasse, ertrunkene Kinder an Land. Das sind noch die angenehmeren Aufgaben, die zu meinem Job gehören. Und selbst wenn ich an eine Form von Moral glauben würde, dann würde ich mich eher mit den Ursachen für diese Arten des Sterbens beschäftigen, als Angst davor zu haben, ein Foto bei Facebook zu posten, bei dem irgendwelche Persönlichkeitsrechte verletzt werden könnten.«

Jimmys Worte, nicht meine.

Wenn ich daran denke, wie viele tolle Persönlichkeiten, wie viele Superhelden ich online kennenlernen durfte – Jana ist eine davon –, dann kann ich den ganzen Social-Media-Bereich nur als natürliche Weiterentwicklung des Lebens betrachten. Diese Realität besteht. So wie die Erde auch keine Scheibe mehr ist.

Im weiteren Verlauf des Buches werde ich auch noch darauf eingehen, an welchen offiziellen Stellen, an welchen politischen und an welchen gesellschaftlichen Punkten wir in der Sterbebegleitung, in der Hospizbewegung und generell in der Digitalisierung einfach schneller weiter nach vorne kommen müssen. Einige Organisationen gibt es bereits, die es vormachen. Und vor allem gibt es all jene Einzelpersonen, Betroffene und Todkranke, die, ohne um Erlaubnis zu fragen, auch in der letzten Lebensphase digital leben und digitaler sterben. Vor ihnen ziehe ich meinen Hut und hoffe, dass sie wissen, wie sehr sie mit ihrem Einsatz und mit ihren Visionen die Zukunft prägen, neue Wege bauen und das Sterben neu gestalten.

Wird es auch Irrwege geben? Ideen, die in die falsche Richtung zielen und irgendwann wieder eingestampft werden? Ja, wird es. So what?! Nur wer den Mut hat, sich auch zu irren, wird jemals etwas verändern. Lasst uns gemeinsam leben, gestalten, scheitern und Erfolge feiern. Am Ende sterben wir doch sowieso. Wer will, umgeben von seiner Family und in ihrer Liebe getragen, einfach im Moment verhaftet und in Seelenruhe hinübergehend.

Was wir jetzt brauchen, das sind mutige Visionen, um diese vielen bereits aktiven Einzelkämpfer in den digitalen Bereichen zu unterstützen, sie zu vernetzen und ihnen den Weg zu bereiten.

Wir brauchen eine App für Sterbende. Wir brauchen ein soziales Netzwerk für Palliativpatienten. Yeswecan!cer, Deutschlands größte digitale Selbsthilfegruppe für Krebspatienten, hat es im Bereich der Krebstherapie vorgemacht. Für Krebspatienten haben sie eine App entwickelt, mit der wir uns austauschen können und fast täglich wertvolle Infos von Experten erhalten. Das Ganze in einem tollen Design, modern und digital. Das brauchen wir auch für Sterbende.

Wie ich eingangs bereits aufzeigte, ändern sich unsere Bedürfnisse schlagartig, wenn wir diesen Punkt erreichen, an dem wir beispielsweise vom »Krebs-Fighter« zum »Superhelden« werden, der in absehbarer Zeit vorfliegen wird. Welche Inhalte, welche Form der Unterstützung brauchen wir dann?

Egal, wie sehr wir in dieser letzten Lebensphase unterstützt werden, egal, wie viele geliebte Menschen uns zur Seite stehen, es ist und bleibt doch immer dieselbe Situation für den Sterbenden: Er ist jetzt der Einzige, der diesen Weg beschreitet. Alle anderen bleiben zurück und werden weiterleben. Ich habe oft beobachtet, dass die Welt für Sterbende dann immer kleiner wird. Dinge, die zuvor extremst wichtig waren, bekommen von Tag zu Tag immer weniger Bedeutung. Ich kann mir gut vorstellen, dass wir uns in dieser Situation mit jemandem austauschen möchten, der in einer vergleichbaren Situation ist.

Im Hospiz, auf einer Palliativstation mögen wir vielleicht sogar noch jemanden im Aufenthaltsraum oder beim Essen treffen, der eine ähnliche Zeitspanne Leben vor sich hat. Es muss dann aber schon wirklich mit dem Zufall zugehen, dass dieser Mensch dann auch noch eine ähnliche Familiensituation, dieselben Interessen, einen ähnlichen Background hat wie wir. Und oftmals werden wir ja auch von Tag zu Tag immer weniger mobil, sodass eigenständige Gänge und Besuche immer schwieriger werden. Jedoch gibt es jene Menschen, die in derselben Situation sind wie wir. Bisher konnten wir sie einfach nur nicht erreichen.

Was wäre, wenn wir eine App schaffen, auf der wir, ähnlich wie auf Dating-Apps, Profile anlegen, um mit anderen Menschen weltweit in Kontakt zu kommen? Damit wir uns während des Sterbens austauschen können?

Eine junge Mutter, die Krebspatientin ist und zwei kleine Kinder zurücklässt, hat ganz andere Sorgen als ein alleinstehender Künstler Mitte fünfzig oder ein Achtzehnjähriger, der noch nie Sex hatte und dieses Erleben vielleicht einmal haben möchte, bevor er stirbt. Lasst uns doch jene junge Mutter aus Köln, jenen Künstler aus Berlin und jenen Achtzehnjährigen aus Konstanz mit anderen Menschen in einer ähnlichen Lebenssituation zusammenbringen. Digital. Sie können sich per App kennenlernen und sich dann selbstständig in Zoom-Meetings treffen. Und das zu jeder Tages- und Nachtzeit. Die Nächte im Hospiz sind lang, wenn du jung und alleine dort liegst.

In der App findest du gleichermaßen alle Infos, um deine Beerdigung, ich nenne es ja auch gerne »deine letzte Party«, selbst mitgestalten zu können. Es gibt Videos mit Erfahrungsberichten von bereits verstorbenen Menschen und Musik, Poesie, was auch immer wir in dieser Lebensphase brauchen. Und das ist erst der Anfang.

Der Ausbau bzw. Aufbau von Virtual-Reality-Angeboten wird in der Zukunft ein wichtiger Bestandteil unserer Aufgabe sein, wenn wir Hospize gestalten und Angebote für junge Sterbende planen.

Mit einer Virtual-Reality-Brille können wir in 3-D Orte erleben und sie tatsächlich so wahrnehmen, als seien wir dort. Der letzte Besuch eines Strandes wird also durch diese Technik bereits jetzt für Patienten zugänglich gemacht, die bettlägerig sind und nicht mehr reisen können. Diese Technik nutzen zurzeit noch in erster Linie die sogenannten Gamer, die damit ihren Computerspielen eine virtuelle Realität verleihen. Ich glaube, dass insbesondere in dieser Technik große Chancen für eine neue Form der Sterbebegleitung liegt. Bisher war es verständlicherweise so, dass bei der Betreuung von Palliativpatienten nicht unbedingt der Fokus auf solchen Innovationen lag.

Wir dürfen uns aber nicht von der digitalen Entwicklung abhängen lassen. Und wir müssen vor allem auch im Krankheitswesen und in der Hospizarbeit diese neuen Techniken als Chancen begreifen.

Wir leben digital, von Tag zu Tag mehr. Dann lasst uns doch auch digital, vielleicht sogar digitaler, sterben.

KAPITEL 5

Kinderhospizarbeit stärken und feiern

Ein Kinderhospiz unterscheidet sich in großem Maße von einem Erwachsenenhospiz. Die Bewohner in einem Erwachsenenhospiz leben dort, um palliativ versorgt zu werden und um dort auch zu sterben. Das ist eine Grundvoraussetzung, um als Bewohner in ein Hospiz aufgenommen werden zu können. Wir müssen uns unserer Situation bewusst sein und akzeptieren, dass es jetzt in der Zeit im Hospiz nicht mehr um eine Heilung geht. Kinderhospize haben einen anderen Fokus. Sie wollen Familien, die ein Kind mit einer lebensverkürzenden Krankheit haben, im Alltag unterstützen.

Wenn wir von lebensverkürzenden Krankheiten sprechen, bedeutet das nicht, dass die Kinder und Jugendlichen nicht auch am gesellschaftlichen Leben teilhaben können, dass sie nicht zur Schule gehen und in absehbarer Zeit sterben.

Kinderhospizarbeit richtet sich an Kinder, Jugendliche und Heranwachsende bis zum 27. Lebensjahr. Wie auch bei Erwachsenenhospizen gibt es ambulante und stationäre Hospizdienste. Der ambulante Hospizdienst kommt zu den Familien nach Hause, wobei beim stationären Hospiz die Familien auch dort vor Ort Zeit verbringen können. Darüber werden wir noch in einem ganzen Kapitel ausführlich sprechen.

Aber hier liegt der größte Unterschied zwischen einem Kinder- und einem Erwachsenenhospiz: Die Kinder kommen nicht in erster Linie zum Sterben in das Hospiz. Vielmehr kann im Kinderhospiz die ganze Familie für einen gewissen Zeitraum leben, um dort entlastet, betreut und versorgt zu werden.

Viele Kinder und Jugendliche mit einer lebensverkürzenden Krankheit sind körperlich eingeschränkt. Etliche von ihnen nutzen zur Fortbewegung einen Rollstuhl und müssen täglich gepflegt und versorgt werden. Das stellt viele Familien vor große Herausforderungen. Das Ganze muss organisiert und gemanagt werden. Hinzu kommt die zusätzliche physische und psychische Belastung, Behördengänge, Anträge und, und, und. Kinderhospizarbeit möchte betroffene Familien unterstützen, entlasten und die Kids und ihre Bedürfnisse in den Mittelpunkt stellen.

Ich darf u. a. mit der Grünen Bande zusammenarbeiten. Die Grüne Bande besteht aus Kindern und Jugendlichen, die selbst oder deren Geschwister oder Eltern von einer lebensverkürzenden Krankheit betroffen sind. In der Öffentlichkeit haben sie es allerdings ähnlich schwer wie Jimmy. Kinder im Rollstuhl stören uns im Alltag. Unsere Blicke bleiben an ihnen hängen, und spontanes Mitleid strömt aus uns heraus. Genauso, wie ich es bereits im Kapitel »Kein Mitleid mit Sterbenden« beschrieben habe, kommentieren wir insbesondere behinderte Kinder immer wieder mit trauernden Mienen und manchmal sogar mit großem Entsetzen.

Ein Mitglied der Grünen Bande erzählte mir erst kürzlich, wie sie in der Innenstadt in ihrem Rollstuhl in der Sonne saß und ein Eis aß. Ein Passant fand das anscheinend so spektakulär, dass er spontan sein Handy zückte, um dieses »unglaubliche Schauspiel« zu fotografieren. Jetzt mal ehrlich: Geht's noch? Und ich weiß, wir alle lesen das und denken, das kann nicht stimmen. Es ist aber so!

Ich fände es so cool, wenn wir genauso wie eine Behinderung direkt den IQ eines Menschen erkennen könnten. Oder ob er ein Arschloch ist oder einfach ein gemeiner Mensch. Dann könnten wir das Mitleid etwas aufteilen. Warum kann im Jahr 2022 ein behindertes Kind, ein behinderter Jugendlicher uns noch entsetzen, noch schocken? Warum ist das so? Ich glaube, es liegt in erster Linie daran, dass wir immer noch sehr erfolgreich alle Menschen, die nicht der Norm entsprechen, an den Rand drängen und sie unsichtbar machen wollen.

Niemand möchte ein behindertes Kind, das im Rollstuhl sitzt und einen Schlauch im Hals trägt, im Restaurant neben sich sitzen haben. Dasselbe trifft auf einen Chemopatienten ohne Haare zu, der vielleicht nur noch 50 Kilo wiegt und ein letztes Mal schön essen gehen mag. Generell gönnen wir es ihm natürlich. Aber bitte doch nicht genau an dem Tag, an dem wir 100 Euro für ein Steak ausgeben. Da muss das doch nun wirklich nicht sein.

Trauernde Menschen sind ebenfalls nicht gerne gesehen. Empathieloses Verhalten zieht sich durch unsere Gesellschaft, durch unsere Behörden, durch unseren kompletten Alltag. Wir können das nur ändern, wenn wir das auch wollen.

Ich rede nicht davon, wie im Publikum einer Talkshow zu sitzen und, wenn ein Politiker mehr Rechte für Behinderte fordert, zu klatschen. Oder das Engagement dafür mit entsprechenden Postings auf den sozialen Plattformen zu feiern.

Ich rede davon, einem todkranken Menschen, einem Kind, einem Jugendlichen, die Daseinsberechtigung nicht abzusprechen.

Ich rede davon, trauernden Menschen am Arbeitsplatz Raum und Zeit zu geben. Sie anzusprechen. Sie zu tragen und nicht zu ertragen.

Ich rede davon, nicht Amok zu laufen, wenn ein Hospiz in der Nachbarschaft gebaut werden soll, aus Angst, das ständige Vorbeifahren der Bestatter könnte uns und unsere Kinder traumatisieren.

Wenn ich mir mein Umfeld ansehe, sei es beruflich oder privat, dann kenne ich so viele Menschen mit Behinderungen. Die meisten Behinderungen sind nicht körperlich. Es gibt emotionale Behinderung, kommunikative Behinderung, intellektuelle Behinderung. Ich glaube, jeder Mensch ist in irgendeiner Form behindert. Wir sind behindert, in der einen oder anderen Lebenslage optimal zu handeln. Ich bin es auch.

Ich rede jetzt auch nicht davon, wie wir es gerne in Bewerbungsgesprächen sagen: »Meine größte Schwäche, meine größte Behinderung, ist mein Fleiß. Ich arbeite einfach zu viel und zu gerne.« Ich glaube, wenn wir in Seelenruhe einmal in uns hineinblicken, dann werden wir auf unsere eigene Behinderung stoßen und sie auch erkennen. Lasst uns doch einfach festhalten: Wir alle sind gleich behindert, jeder in seinem Bereich.

In meinem ersten Grüne-Bande-Treffen durfte ich einige Mitglieder auch persönlich kennenlernen. Das war für mich ein Highlight in meinem Leben. Nein, nicht weil ich so gerührt von den behinderten Kindern war, sondern weil sich mein Weltbild änderte. Ich hatte mich noch nie zuvor in das Leben eines körperlich eingeschränkten Kindes versetzt. Und so kam ich auch recht unbeholfen und ohne große Erwartungen in das Treffen.

Ein Junge, Kevin, war bettlägerig und konnte nur über einen Computer kommunizieren. Dass es eine solche Lebensrealität gibt, hatte ich bis zu diesem Zeitpunkt komplett ausgeblendet.

Es war mir nicht bewusst gewesen. Ganz ehrlich, für mich war bis dahin überhaupt nicht denkbar, einem so eingeschränkten Leben etwas Positives abgewinnen zu können. Würde ich so eingeschränkt sein, dann wäre für mich persönlich wahrscheinlich das Leben nicht lebenswert. So sah ich das zumindest bis zu jenem Tag.

Und klar, ich saß da in dem Zoom-Meeting wie der King. Gesund, mobil, selbstbestimmt. Und doch geschah dieses Treffen zu einer Zeit, in der ich auch recht unglücklich war. Überarbeitet, unendlich müde – ich kann es gar nicht beschreiben. Manchmal fehlt mir die Begeisterung fürs Leben. So wie ein Kind, das zum ersten Mal einen Drachen steigen lässt, oder wie mein Hund Frida es schafft, sich jeden Tag aufs Neue über genau dasselbe Futter zu freuen. Das finde ich so großartig. Manchmal gelingt mir das auch. Aber manchmal halt auch nicht. Das ist Jammern auf hohem Niveau, ich weiß. Aber es ist wichtig zu verstehen, in welchem Gemütszustand ich war, als ich Kevin begegnete.

Um zu kommunizieren, benutzt er Tasten, und wenn er spricht, erklingt eine Computerstimme, ähnlich wie bei Alexa, die das Ganze dann hörbar macht. Ich sagte also »Hallo«, und Kevin antwortete mir ebenfalls mit »Hallo«.

Ich fragte ihn: »Und wie geht's dir?« Er antwortete mit seiner Computerstimme: »Ich bin fröhlich.«

Okay, dachte ich, Wahnsinn! Vielleicht hat er Geburtstag und hat etwas geschenkt bekommen oder so. »Warum bist du denn fröhlich?«, fragte ich also. »Ich bin fröhlich, weil ich fröhlich bin«, war seine Antwort. Als ich das hörte, da wachte ich irgendwie aus meinem persönlichen Unglück auf.

Fröhlich zu sein, glücklich zu sein, ist eine Entscheidung. Glück ist nicht abhängig von äußeren Umständen. Glück ist nicht abhängig von körperlicher Unversehrtheit. Oder noch besser: Glück ist in jeder Inkarnation und zu jeder Zeit möglich. Wir müssen uns dafür entscheiden.

Es gibt Achtsamkeitsseminare, die für 10 000 Euro angeboten werden, in denen extremst erfolgreichen Managern genau das beigebracht wird. Und Kevin liegt einfach mit seinem Sprachcomputer da und ist so fröhlich und glücklich, wie ich es an diesem Tag gerne gewesen wäre. Was für ein Verlust wäre es für mich gewesen, hätte ich mich entschieden, Kevin keinen Raum zu geben. Ihn nicht zu hören.

Wir müssen aufhören zu glotzen! Denn das ist das Einzige, was wir tun, sobald wir mit Jimmy, mit Krankheit und jeglicher Form von Andersartigkeit konfrontiert werden. Wir glotzen, ohne diese Menschen überhaupt wahrzunehmen, geschweige denn ihnen zuzuhören. Ein anderer Junge aus der Grünen Bande hat es auf den Punkt gebracht. Er meinte: »Ich sag nur noch: Wenn du glotzt, glotze ich zurück!«

Wie können wir es ganz konkret schaffen, dieses Glotzen zu unterlassen, nicht erschrocken zu sein, nicht weh- und mitleidig zu gucken?

Integration. Vision. Eskalation. Lasst uns eskalieren und einfach Dinge ausprobieren.

Gemeinsam mit der Grünen Bande haben wir beispielsweise Ende 2021 ein Musikprojekt durchgeführt. Der Wunsch der Bandenmitglieder war: Wenn wir gemeinsam einen oder mehrere Songs machen, dann bitte einen, bei dem nicht alle denken: »Ah, süß, die behinderten Kinder singen.«

Wir möchten ein Projekt auf Augenhöhe. Wir müssen Behinderte, Sterbende, kranke Menschen als vollwertige Mitglieder der Gesellschaft begreifen und ihnen auch die Zügel in die Hand geben. Und sie machen lassen.

Kevin wollte beispielsweise sehr gerne bei dem Musikprojekt mitmachen. Singen kann er einfach rein technisch nicht. Das ist nicht möglich. Und doch haben wir mit ihm einen Song produziert, in dem er zu hören ist. Es ist ein Coverversion des Neue-Deutsche-Welle-Songs »Computerliebe«, bei dem auch eine Computerstimme zu hören ist. Und diese wurde in unserer Version von Kevin gesprochen

Wir machten diese CD, diesen Song nicht Kevin oder der Grünen Bande zuliebe. Wir machten das, weil es ein cooles Projekt war, mit großartigen Texten, tollen Produzenten, hochgradig kreativen Künstlern, mit engagierten Kindern und Jugendlichen und weil es für alle Beteiligten einen Mehrwert für das eigene Leben hatte. Weil wir damit unsere Lebenszeit sinnvoll nutzten und auch noch einen Beitrag für die Gesellschaft leisteten.

Ich kann verstehen, dass allein der Gedanke, das eigene Kind könnte sterben, für viele Eltern unerträglich ist. Ich glaube manchmal, dass ich meine Arbeit so intensiv nur machen kann, weil ich keine eigenen Kinder habe. Für viele Menschen ist deshalb Kinderhospizarbeit einfach schwer zu ertragen. Beziehungsweise wir glauben, sie sei schwer zu ertragen. Wie so oft sollten wir nicht etwas beurteilen, das wir nicht kennen. Deswegen muss es unser gesellschaftliches Interesse sein, dem Thema Kinderhospizarbeit mehr Raum zu geben. Medial und auch bei Gesprächen innerhalb der Familie.

Andererseits müssen auch die Kinderhospizvereine und -verbände, so wie ich das ja auch von den Erwachsenenhospizen fordere, mit der Zeit gehen und sich, insbesondere in der Öffentlichkeitsarbeit, professioneller aufstellen.

Nur so kann diese wichtige Arbeit auch von allen gesehen werden. Nur so können Menschen davon erfahren und anfangen, darüber zu reden, sich zu interessieren und sich einzubringen. Nur so können wir alle gemeinsam von dem Erleben des anderen profitieren, nur so können wir unser Leben bereichern lassen. So wie Kevin mein Leben bereichert hat.

KAPITEL 6

Jimmy und die Medien

Jimmy und die Medien, das ist eine Sache für sich. Denn sie passen einfach nicht zusammen. Jimmy ist quasi der Kollege, dem du erzählt hast, dass du abnehmen willst, und der dich ständig dabei ertappt, wie du dir zwei Snickers gleichzeitig reinziehst. Ihm ist das völlig egal, aber du fühlst dich in seiner Gegenwart einfach unwohl und kannst deinen Kollegen nicht leiden, weil er weiß, dass du heimlich Snickers snackst.

Wie meine ich das?

Während meines Studiums der Film- und Fernsehwissenschaften in Bochum begann bereits meine zugegebenermaßen gespaltene Beziehung zu den Medien und vor allem den Medienschaffenden. Ich wurde mehrfach von Kommilitonen in Vorlesungen ermahnt, etwas leiser zu sein, damit sie den hochgradig intellektuellen und wichtigen Ausführungen des Professors besser folgen konnten. Als dann noch eine Kommilitonin von mir einen Praktikumsplatz bei Sat.1 Regional in Dortmund bekam, da war dann alles vorbei. Sie wurde mit Neid geadelt und war fortan die Wichtigste von uns Wichtigen.

Die Arbeit im Medienbereich in Einklang zu bringen mit dem Erleben in der Hospizarbeit, mit Jimmy, das ist für mich auch heute noch eine tagtägliche Herausforderung. Denn zum einen möchte ich Jimmy, meine Arbeit und meine Initiative natürlich in die Öffentlichkeit, in die Mitte der Gesellschaft bringen, zum anderen weiß ich aber auch, dass der ganze Medienzirkus einfach nur ein Zirkus ist. Die meisten Menschen, die in diesem Bereich arbeiten, haben alle in irgendeiner Weise ein Defizit, das sie dort zu verstecken versuchen. Die meisten haben richtig einen an der Klatsche. Mir ging es genauso.

Als ich im Medienbereich anfing, wollte ich berühmt werden. Darum ging es. Egal, was man mir angeboten hätte, ich hätte es moderiert, ich hätte in jeder Soap mitgespielt, nur um ins Fernsehen zu kommen. Als ich dann tatsächlich noch während des Studiums einen Moderationsjob on air bekam, da machte mir die Arbeit, also das Moderieren selbst, sehr viel Spaß. Aber das Drumherum hasste ich wirklich vom ersten Tag an. Alleine schon der Ablauf des Castings und die wochenlange Entscheidungsfindung des Senders, als müsse »Wetten, dass …?« neu besetzt werden, das war für mich einfach nicht nachvollziehbar. Alles war wichtig. Als ich dann kurzzeitig auch mal für RTL 2 moderierte, fragte mich die Produktionsfirma, ob ich mir die Augen lasern lassen könne, da ich wohl irgendwie falsch guckte. Das alles geschah zeitgleich, als ich meine Sterbebegleiterausbildung im Hospiz machte. Das bekam ich wirklich nicht zusammen, und bis heute empfinde ich das als sehr schwierig.

Das Mediengeschäft ist superschnelllebig, oberflächlich und funktioniert auch nur innerhalb der eigenen Blase. Es ist schwer zu beschreiben, da es auch absolut absurd ist, aber innerhalb dieser Welt ist es beispielsweise eine Katastrophe, wenn ein Logo falsch gesetzt ist. Und die Währung, mit der in dieser Welt überall bezahlt wird, ist Fame – dein Promistatus. Es ist völlig egal, was du zu erzählen hast, ob du überhaupt was zu erzählen hast, es zählt nur dein Fame.

Ich glaube, deshalb mag ich Jimmy so. Der grätscht da so richtig schön rein und pinkelt quasi in allen Redaktionskonferenzen einfach auf den Tisch. Das hätte nämlich ich sehr gerne des Öfteren getan.

Und wenn Jimmy dann mal zu Gast sein darf, vielleicht sogar in einer Talkshow und nicht nur auf ARTE, dann bekommt er jedes Mal kurz vor der Sendung vom zuständigen Redakteur gesagt: »Und wenn Sie auch mal weinen müssen, so ist das wirklich gar kein Problem.« Wenn Jimmy dann versichert, dass er sicherlich nicht weinen müsse, wird ihm abermals entgegnet: »Aber wenn doch, dann ist das wirklich kein Problem.«

Ich bekomme über meine Initiative ständig Anfragen von TV-Sendern. Sie laufen immer nach dem gleichen Schema ab: Großartige Initiative, toll, bewundernswert, bla, bla, bla, und dann landen wir an einem Punkt. Manchmal direkt in der ersten Mail, manchmal erst nach drei Vorgesprächen, aber wir landen immer dort. Immer kommt am Ende die Frage: Na, wir würden natürlich auch gerne jemanden, der selbst betroffen ist, eine starke Stimme geben. Kennst du da zufällig jemanden, also jemanden, der gerade stirbt. Möglichst jung.

Ich habe wirklich schon überlegt, ob ich eine Casting-Agentur für junge Sterbende aufmache. Das fände ich nämlich schon wieder cool. Aber dieses Geschacher um sterbende Protagonisten für jede blöde Doku, für jeden blöden Drei-Minuten-Beitrag, und das Ganze dann ernsthaft noch als Herzensangelegenheit zu verkaufen, das funktioniert einfach nicht.

Ich habe tatsächlich eine Anfrage bekommen für eine Show, in der sich ein Palliativpatient noch mal umstylen lassen sollte. Bei einer anderen Anfrage sollten Hospizbewohner Videonachrichten aufnehmen, die dann nach dem Tod den Hinterbliebenen gezeigt werden sollten. Und es geht nie um meine Expertise oder um sachliche Fragen. Ich soll mein Netzwerk und das Vertrauen, das ich zum Teil genieße, nutzen, um Leute vor die Kamera zu zerren.

Genau an diesem Punkt passen Jimmy und die Medien nicht zusammen. Dieses existenzielle Erleben und diese Mentalität, die ich ja früher auch hatte: Wenn ich den Scheiß nicht moderiere, moderiere ich halt 'nen anderen. Das passt nicht.

Ich habe schon mit wirklich netten und sympathischen Redakteurinnen zu tun gehabt, die mir dann auch glaubhaft versichern wollten, dass sie redaktionell keine Unterstützung bräuchten, da sie sich in den zwei Monaten intensiv in das Thema eingelesen hatten. Ich bin mir sicher, dass wir ganz wunderbare Beiträge und auch ganze TV-Sendungen mit und über Jimmy produzieren könnten. Aber dann müssen auch Menschen mit eingebunden sein, vor allem redaktionell, die sich mit Jimmy auskennen. Und dann müssen wir auch darauf gefasst sein, dass sterbende Menschen andere Wertvorstellungen haben und dass sie die wahrscheinlich auch on air äußern werden.

Kurz bevor Philipp Mickenbecker vom YouTube-Kanal »The Real Life Guys« starb, lernte ich ihn noch an einem Nachmittag in seiner WG kennen. Ich arbeite eng mit der Organisation yeswecan!cer zusammen und durfte Philipp den YES!-Award Ring of Courage überreichen.

Philipp ist zum einen durch seinen YouTube-Kanal bekannt geworden, zum anderen, da er seine eigene Krebserkrankung öffentlich machte und sehr mutig und frei davon berichtete. Er erreichte mit seinen Videos ein Millionenpublikum und scheute sich nicht, von Jimmy und auch von spirituellen Dingen zu erzählen. Er fand Hoffnung im Glauben und war ein wiedergeborener Christ. Er war sehr engagiert in seiner Kirchengemeinde, und seinen Glauben an Jesus, den wollte er teilen. Er sprach in der Tat unentwegt davon. Ich selbst war als Austauschschüler in den USA auf einer christlichen Schule und über eine längere Zeit in einer ähnlichen Gemeinde wie Philipp. Seine Beziehung zu Jesus kann ich gut nachvollziehen. Denn sie war ähnlich wie die meine zu Jimmy.

Um ehrlich zu sein empfand ich Philipp wie einen modernen Jesus. Er sprach von seinem Glauben, predigte schon fast, und mit seinen riesigen Augen durchdrang er einen förmlich. Gleichzeitig stark und unendlich verletzbar. Umgeben von einer Schar aus Freunden und Followern. Jesus hätte ganz sicher auch einen YouTube-Kanal gehabt und diesen genutzt, um beispielsweise die Bergpredigt live zu streamen.

Als Philipp nun von ärztlicher Seite aus nur noch Wochen als Lebenserwartung diagnostiziert wurden, rissen sich alle Medien förmlich um ihn. Philipp selbst berichtete mir, dass es aber auch sein ganz persönlicher Wunsch war, in den Medien präsent zu sein. Er wollte die große Bühne. Nicht für sich selbst. Er wollte sie für Jesus. Er ging also von Talkshow zu Talkshow, um von Jesus erzählen zu können. Die TV-Redaktionen luden ihn ein, um einen sterbenden, jungen Menschen zu Gast zu haben. Natürlich war das Philipp bewusst, und trotzdem sah er diese Medienpräsenz als Chance. Denn er erzählte ungefragt in jeder Sendung von Jesus, von seinem Glauben und von Gott. Und genauso ungefragt, wie Philipp davon erzählte, schnitten ALLE Redaktionen genau diese Äußerungen von Philipp wieder raus.

In meinem allerersten Moderationscoaching von der damals angesagtesten Coachin aus den USA wurde mir als Erstes beigebracht: »Die Realität erschaffen wir. Das, was wir sagen, ist die Wahrheit.« In Bezug auf meine Arbeit als Moderator fand ich den Satz eher erschreckend. Aber er stimmt schon, es kommt halt nur darauf an, wie wir ihn verstehen, deuten und mit ihm umgehen.

Denn natürlich schaffen wir uns unsere eigene Realität. Alles beginnt mit einem Gedanken. Alles, was existiert, muss zuerst gedacht werden. Somit sind wir ganz klar für unsere eigene Realität verantwortlich. Das macht es dann allerdings sehr schwierig, besonders in Verlustsituationen, die Schuld bei Jimmy oder bei egal wem zu suchen. Denn all das, was geschieht, liegt in unserer eigenen Verantwortung.

Als ich dieses Denkkonzept zum ersten Mal selbst anwendete, da fiel es mir schwer, glauben zu können, dass ich mir selbst auferlegt haben soll, dass mir Jimmy immer wieder begegnet. Never ever habe ich mir das gewünscht. Ich habe Jimmy vielmehr schlagen wollen. Ich wollte ihn vermöbeln. Ich wollte einfach nur ein normales Leben mit kleinen Dramen, mit kaputten Autos, was weiß ich. Ich wollte »Wetten, dass …?« moderieren und mitnichten im Hospiz in Schwerte mit alten Leuten Tee trinken und über Jimmy philosophieren. Ich hatte mein Drehbuch doch schon geschrieben, den Plan meines Lebens aufgestellt.

Mein Bild von Jimmy war von den Medien geprägt. Von meiner Arbeit, von meinem Alltag in diesem Business. Und darin kam Jimmy nicht vor. Ich glaube, es ginge uns allen besser, viel besser, wenn er es täte.

Es geht nicht darum, einen sterbenden Menschen mehr von links nach rechts durch das Bild zu schieben. Es geht um unsere Haltung. Es geht darum, Jimmy zu integrieren, nicht ihn vorzuführen. Es geht darum zu verstehen, wer Jimmy ist und was er für unser aller Leben bedeutet. Es geht darum, die gesendete und geschriebene Wahrheit der Realität von Jimmy anzupassen und dementsprechend die Ressourcen und unglaublichen und tatsächlich vorhandenen Gelder sinnstiftend auszugeben, um Content zu schaffen, der im Bewusstsein dessen kreiert wird, dass wir alle sterben und dass alles vergänglich ist.

Für mich ist Jimmy zum genau richtigen Zeitpunkt in mein Leben getreten. Wir sehen immer nur einen Teil des Weges vor uns. Das ganze Bild ist uns nicht bewusst.

Ich möchte es mit meiner Lieblingsautorin Iyanla Vanzant sagen: »Remain open, there is something bigger going on.« Iyanla ist mehrfache Bestseller-Autorin der *New York Times*, Moderatorin zahlreicher TV-Formate und gefragte Speakerin. Sie ist eng verbunden mit Oprah Winfrey und Teil des OWN-Networks, dem TV-Sender von Oprah. Auf OWN gibt es beispielsweise den Supersoul Sunday von Oprah Winfrey. In diesem TV- und Online-Format sitzt Oprah mit verschiedenen spirituellen Lehrern, Autoren und Life Coaches unter einem Baum und behandelt die unterschiedlichsten spirituellen Themen. Unter anderem war natürlich auch Iyanla dort schon zu Gast. Als die beiden Frauen da unter diesem Baum saßen, sprachen sie auch von Jimmy. Ganz natürlich und ohne jegliche Schere im Kopf. Iyanla erzählte, wie sie, nachdem eine ihrer besten Freundinnen gestorben war, unter der Dusche ihre Stimme hören konnte. Diese Stimme sagte dann zu ihr: »I am not gone, I am right here.«

Ach, ich stelle mir dieses Gespräch zwischen Frauke Ludowig und Katja Burkhard vor. Unter einem Baum vor den TV-Studios in Köln-Deutz. Ich würd's gucken.

Aber auch andere Gäste, wie der bereits erwähnte Deepak Chopra, der ein weltweit erfolgreicher Autor und Coach ist, erzählen dort ganz hemmungslos von Jimmy. Unaufgeregt erzählte Deepak beispielsweise davon, dass er nicht trauern würde, wenn sein Sohn stürbe, da er weiß, dass es kein Ende in der Form gibt. Alles sei nur ein Übergang. Würde ich so etwas in einer deutschen Talkshow sagen, würde es entweder auch rausgeschnitten, oder ich würde danach direkt in die Klapse eingeliefert.

Es ist also nicht nur ein mediales Problem, sondern auch ein gesellschaftliches und kulturelles. Denn am Ende zeigen die Medien nur das, was wir als Zuschauer auch sehen wollen. Wenn die Einschaltquote steigt, wenn Oliver Pocher in einen Eimer kotzt, dann ist das große Kunst. Wenn die Einschaltquote sinkt, wenn jemand, ohne zu weinen, von Jimmy berichtet, dann ist das der Beweis dafür, dass das Publikum Jimmy nicht sehen will. Es liegt also auch an uns.

Wir haben für meine Initiative »Superhelden fliegen vor« mit der ganz jungen Band TIL einen Titelsong produziert. Es ist eine Rockpopballade, in der es zum einen um Trauer und Verlust geht, zum anderen aber auch um genau jene Idee, dass junge Sterbende Superhelden sind. Wir haben natürlich auch versucht, den Song im Radio zu platzieren. Das Feedback war immer dasselbe: Thema Jimmy ist schwierig. Vielleicht zum Welthospiztag als Special. Aber wahrscheinlich eher nicht. Trotzdem total wichtiges Thema!

Dieses Beiseiteschieben von Jimmy und von jungen, coolen Leuten, die sich mutig dem Thema annehmen, das ist unser eigentliches Problem. Wir müssen Wege finden, auch über Jimmy und über spirituelle Themen generell sprechen und streiten zu dürfen. Auf allen Kanälen. Das hat auch etwas mit Respekt zu tun. Protagonisten und Gäste dürfen generell nicht mehr behandelt werden wie einfache Staffagen, ganz nach dem

Motto: Hallo, hinsetzen, weinen, noch mal weinen, bitte der Moderatorin nicht zu nahe kommen, nein, nichts über Jesus oder Jimmy erzählen, so, noch 'n Selfie, und jetzt zisch ab.

Dass es anders gehen kann, das sieht man teilweise, wie bereits erwähnt, im Social-Media-Bereich. Insbesondere im Bereich der Krebsblogger und in der Trauer- und Bestattungskultur gibt es Content, der spannend, professionell, anrührend, ehrlich, tiefgründig und voll von Jimmys Antlitz ist. Manchmal darf sogar auch Jesus auftauchen. Auf meinen Social-Media-Kanälen, in meinen Songs und Gedichten sind beide gern gesehene Gäste. Jesus, um ehrlich zu sein, im Besonderen.

Denn ich muss gestehen, ich würde niemals einen Palästinenser, Anfang dreißig, mit langen Haaren und Vollbart, der aus Wasser Wein machen kann, abweisen. Das würde ich einfach nicht.

KAPITEL 7

Der assistierte Peng

So, Triggerwarnung! Bei dem Thema assistierter Suizid, ich nenne ihn auch gerne den assistierten Peng, scheiden sich die Geister. Allerdings nicht viele. Denn die meisten Menschen auf der Straße wissen gar nicht, was ein assistierter Suizid bedeutet, und überlassen auch bei diesem Thema die Diskussion gerne den Experten.

Aber hey, ich habe Neuigkeiten: Bei dem Thema sind wir alle Experten. Das Thema geht uns alle an. Wir alle können jederzeit in die Lage kommen, den assistierten Suizid in Anspruch nehmen zu wollen. Und was dann? Nicht jeder hat wie Gunter Sachs (für alle unter vierzig: das war der einzige Real-Playboy, den Deutschland jemals hatte) 'ne Knarre in der Schublade liegen, um sich 'ne Kugel ins Hirn zu blasen, wenn man nicht mehr leben will.

Bitte, bitte lasst uns dieses Thema nicht ausschließlich von denselben Personen und Entscheidungsträgern diskutieren, die auch die Corona-Krise gemanagt haben. Schlimmer noch von Talkshows und hochintellektuellen, elitären Runden. Das Thema gehört auf die Straße, in Kaschemmen, in Cafés und in die Familien. Ey, es geht um uns alle. Es geht darum, wie wir eines Tages sterben wollen. Es geht um das Leben unserer Angehörigen, um das Leben derer, die wir lieben. Wir überlassen diese Diskussion sehr gerne den »wichtigen« Leuten. Denen aus der Politik und aus den Medien.

Daher nochmals die Erinnerung: Ein jedes Leben ist zehn Euro wert. Und wenn wir eine TV-Sendung moderieren oder in ihr zu Gast sind, ändert auch das nichts daran. Und irgendwann sind wir alle einfach nicht mehr da. Das passiert jedem. Schauen wir uns den Abgang des SPD-Politikers Thomas Oppermann an. Dieser Tod bewegte für ganze drei Stunden die Republik. Ich habe damals tatsächlich die Stoppuhr gestellt. Der Nachruf von Herrn Oppermann auf *Spiegel Online* war nach drei Stunden schon wieder verschwunden. Am selben Tag, an dem der Tod bekannt wurde. Um 14.30 Uhr war alles vorbei. Und das bei einem Menschen, dem 24 Stunden zuvor noch jeder die Füße geküsst hätte, um die eigenen politischen Ziele mit seiner Hilfe durchzusetzen. Von daher, don't even try. Ich sage es noch mal: zehn Euro.

Meine Bitte ist, ich kann es nicht laut genug auf Plakate schreiben und es in grellen Farben von den Dächern rufen: Informiere dich, misch dich ein und rede mit!

Der assistierte Suizid bedeutet, dass jemand »Beihilfe zur Selbsttötung« leistet. Wenn du aktiv aus dem Leben scheiden möchtest, gibt es bestimmte Medikamente, die dafür sorgen, dass du nach der Einnahme schmerzfrei, schnell und sicher stirbst. Diese Medikamente müssen dir verschrieben bzw. besorgt werden. In Deutschland war die Unterstützung dabei per Gesetz verboten. Wenn also ein Arzt dir auf deinen Wunsch hin dieses Mittel zur Verfügung gestellt hätte, wäre er strafrechtlich verfolgt worden.

Das Bundesverfassungsgericht hat das zugrunde liegende Gesetz 2020 gekippt, und nun muss der neue Bundestag beraten und entscheiden, wie in Zukunft der assistierte Suizid geregelt werden soll.

Wann und unter welchen Umständen ist er zulässig, wer entscheidet darüber, welche Ärzte wollen überhaupt Entscheidungsträger sein, wie ist der organisatorische Ablauf, wenn man ein solches Medikament haben möchte? Das sind alles Fragen, die es zu klären gilt, und wir dürfen Entscheidungen dieser Art nicht einfach so aus der Hand geben.

Und, liebe Parlamentarier: Es ist immer gut zu wissen, was man kann, zu wissen, worin man gut ist. Ein noch größeres Glück ist es allerdings, wenn man weiß, was man nicht kann, und wenn man es dann ganz einfach Menschen tun lässt, die es können. Kein Virologe und kein Gesundheitsminister hätte in Coronazeiten die Impfvergabe beraten, geschweige denn leiten sollen. Warum habt ihr keine Projekt- und Eventmanager beauftragt? Organisatoren von Großveranstaltungen. Die hatten alle Zeit und die hätten gewusst, wie es geht. Beim Thema »assistierter Suizid« bitte ich dementsprechend: Fragt mich, fragt Dada Peng! Fragt betroffene Palliativpatienten, fragt Mütter von verstorbenen Kindern, fragt Alexandra und Barbara von The Funeralists, fragt Birgit Fuß, die zum einen als Musikjournalistin für das *Rolling-Stone*-Magazin schreibt und zum anderen ausgebildete Sterbebegleiterin ist. Fragt uns!

Und dann sind wir wieder bei dir, der du jetzt gerade dieses Buch liest. Finde deine Haltung, sag deine Meinung, lass nicht über deine letzte Party andere entscheiden – entscheide selbst. Es ist dein Scheiß-Leben. Es ist dein Scheiß-Sterben. Wenn du alles einfach so an dir geschehen lässt, dann heul auch nicht, wenn du am Ende auf einer Krankenstation ohne WLAN Würfelspiele bei Kamillentee spielen musst.

Ich werde das nicht tun. Und wenn ich mich mit letzter Kraft mit einem Whiskey-Cola in der Hand von irgendeiner Dachterrasse stürze. Aber ich gehe mit einem selbstbestimmten Peng! Gerne in einem tollen Hospiz, gerne live auf Instagram, um mein Erleben zu teilen. Wir werden sehen. Aber ich möchte mir hier und jetzt Optionen erkämpfen. Optionen, die viele Menschen heute so noch nicht haben.

Für mich war immer wichtig, dass das Leben nicht bewertet wird. In der Regel werden Kinder und alte Menschen nicht ernst genommen, das Leben um die fünfzig wird auch immer schwieriger, da man am besten noch immer wie dreißig aussehen sollte. Bleibt eigentlich nur noch die Zeit zwischen achtzehn und 29, die als vollwertiges Leben gilt.

Dementsprechend ist die letzte Lebensphase natürlich fürn Arsch. Ich finde es auch immer so krass, wenn dann – und ich kenne es aus meiner eigenen Familie – ganz pikiert darüber geredet wird, wie viel jemand während des Sterbeprozesses abgenommen hat und wie dünn er jetzt sei. Öhm ja, Sterben macht schlank. Wir alle wollen unser Leben lang schlank sein, und wenn man dann beispielsweise durch eine Krebserkrankung abnimmt, ohne es zu wollen, dann wird man bemitleidet.

Ich hatte auch immer das Gefühl, der abgemagerte Krebskranke wird wie so ein ganz schlimmer Unfall auf der Autobahn betrachtet. Da glotzen ja auch alle hin und wollen, im tiefsten Inneren, die verletzten Menschen wirklich sehen. Sicherlich, um sich selbst zu spüren, um betroffen zu sein. So empfand ich auch manch einen Besucher, der damals zu meiner Mutter in ihren letzten Tagen kam.

Ja, ein gesunder, junger Körper mag mehr Freude und Wohlsein assoziieren als ein abgemagerter, kranker Körper, aber der Körper allein macht den Menschen nicht aus! Ich möchte tatsächlich nicht, dass ein Sterbender auch nur eine Sekunde darüber nachdenken muss: Sehe ich gut genug aus, damit andere meinen Anblick ertragen können? Ich finde es absolut okay und wunderbar, wenn der Sterbende sich wohlfühlen möchte, sich schminkt und sich auch in seiner Krankheit als schön empfindet. Da bin ich sofort dabei. Aber dafür muss in unseren Köpfen ein Umdenken stattfinden, damit der Sterbende überhaupt Raum und Luft hat, um seine eigene Schönheit zu erkennen.

Von vielen Sterbenden geht in der Tat eine Form von Schönheit aus, ein ganz gewisses Strahlen, das man im Alltag bei nur ganz wenigen Menschen erkennt. Die Aura von Sterbenden übernimmt quasi die Rolle, die vorher der Körper übernommen hat. Sie gibt dem Menschen ein neues Kleid, da das alte, der Körper, verblasst.

Wenn ich mich auf eins in der Sterbephase freue, dann darauf, nicht mehr gut aussehen zu müssen. Und darauf, nie wieder eine Steuererklärung machen zu müssen.

Für mich beinhaltet die letzte Lebensphase auch eine gewisse Art von Freiheit. Voraussetzung ist allerdings, dass der Ort, an dem ich sterbe, meinen Wünschen entspricht und dass ich schmerzfrei in dieser Zeit leben kann. Der Hospizgedanke beinhaltet, dass ein Leben bis zuletzt lebenswert ist. Deshalb schreibe ich dieses Buch. Lasst uns gemeinsam Voraussetzungen schaffen, dass jeder sein eigenes perfektes Ende gestalten und leben kann.

Mein Wunsch ist es, das Lebensende komplett anders zu sehen. Der letzte Tag muss eigentlich der beste des gelebten Lebens sein. Alles, was zu tun war, ist getan, alles, was zu sagen war, ist gesagt. Ein letzter Tag ohne Druck, ohne Existenzangst, einzig und allein von Dankbarkeit geprägt, existiert zu haben, dieses Leben gelebt zu haben.

Deshalb gefällt mir der Gedanke so gut, das Sterben als Kunst anzusehen. Und so wie ein Maler auf sein vollbrachtes Werk, so wie ein Autor auf seine geschriebenen Zeilen blickt, blicken wir auf unser Leben, befinden es für gut, sind zufrieden und fertig.

Ich habe bei vielen Sterbenden miterlebt, wie sie gerade in dieser letzten Lebensphase ganz wichtige Momente, ganz intensive und schöne Erfahrungen machen durften. Dieser Erfahrungen möchte ich niemanden berauben, und deshalb sage ich: Lasst uns das Sterben gestalten und die Sterbephase als Lebensphase ansehen. Lasst uns im optimalsten Fall leben bis zuletzt!

Auch ich schütte gerne den Rest aus einer Cola-Flasche weg, wenn sie schon drei Tage im Kühlschrank stand, und mache eine neue Flasche auf. Ich schmeiße auch gerne Klamotten weg, wenn sie mir einfach nicht mehr gefallen und schon zwei, drei Jahre alt sind. Da wir nun mal eine Gesellschaft sind, die im Überfluss lebt, trennen wir uns gerne und leicht von Dingen, die nicht mehr neu sind. Denn neue Dinge finden wir an jeder Ecke. Und neu, jung, cool verpackt ist immer toll, immer schöner als der alte Schrott, den wir zu Hause liegen haben. Suggeriert wird uns das durch all jene Medien und Firmen, die an einem möglichst hohen Konsumaufkommen interessiert sind. Nur, wie machen wir das mit dem Wegschmeißen, wenn es sich nicht um eine alte Jeans oder um eine angebrochene Konservendose handelt, sondern um Leben? Ist altes Leben weniger lebenswert als junges? Welche Kriterien muss Leben erfüllen, damit wir es in dieser Überflussgesellschaft nicht aussortieren, sondern einfach leben, jemanden leben lassen?

Eine Mitte siebzigjährige Bekannte von mir, die immer sehr stolz und auffallend gekleidet und geschminkt durch Köln zieht, sagt ganz offen: »Wenn ich einen Rollator benutzen muss, gehe ich nicht mehr aus dem Haus, und wenn ich nicht mehr leben will, dann miete ich mir ein Chalet in der Schweiz und bringe mich dort um.«

Was für eine Selbstwahrnehmung muss das sein, frage ich mich dann, wenn man selbst beim Sterben noch etwas darstellen oder repräsentieren will? Inwiefern ist ein derartiger Suizid selbstbestimmt oder dann doch wiederum fremdbestimmt durch den gesellschaftlichen Anspruch, immer funktionieren zu müssen und keinem zur Last zu fallen?

Ich bin kein Anhänger der Forderung nach dem schnellen Ende. Sofern eine palliative Versorgung gewährleistet und ein schmerzfreies Leben möglich ist. Aber wir müssen zweierlei Dinge unterscheiden: zum einen den Verlust der Lebensqualität aus Mobilitätsgründen oder anderen Defiziten im Alter, die wir gesellschaftlich verändern und verbessern können. Zum anderen das Vorhandensein von Schmerzen. Körperlich so eingeschränkt zu sein, dass, subjektiv betrachtet, der Alltag zur Qual wird.

Vor einigen Jahren habe auch ich selbst das nicht wirklich differenzieren können, und insbesondere die Hospizbewegung tut sich sehr schwer, überhaupt den assistierten Suizid auch nur als Option zu erwägen. Wir müssen darüber diskutieren. Wir müssen Lösungen erdenken, ja, auch ausprobieren, vielleicht auch mal die Richtung ändern, das alles gehört dazu. Aber wir müssen beginnen, uns zu bewegen.

Dem Ganzen vorausgesetzt, ist, wie gesagt, eine funktionierende palliative Versorgung. Die Palliativmedizin muss allen Menschen zugänglich gemacht werden. Davon sind wir noch ganz weit entfernt. Die letzte Lebensphase schmerzfrei erleben zu können, das ist die Grundvoraussetzung für jedes gute Sterben. Unter Schmerzen ist ein gutes Leben bis zuletzt nicht möglich. Wenn du wahnsinnige Schmerzen hast, guckst du nicht noch eine Folge »The Crown« auf Netflix oder bestellst dir bei Lieferando deinen Lieblingsburger, davon bin ich überzeugt.

Zu dieser Einsicht bin ich aber auch in der Tat erst vor einigen Monaten gelangt. Ich finde es immer wieder spannend, wie naiv ich sein kann, sofern mir gewisse Erfahrungen fehlen. Und wie toll es ist, existierende Überzeugungen über Bord zu werfen und dazuzulernen. Ich habe wirklich immer gesagt: »Assistierter Suizid, nein danke! Ich bleibe bis zum Schluss.« Das muss auch weiterhin unser Ziel sein. Das Leben bis zuletzt und ohne Schmerzen gestalten, leben und feiern zu können.

Vor einigen Monaten dann jedoch stellte ich mir die Frage: Aber was, wenn ich tägliche körperliche Schmerzen hätte? Wie sähe dann mein Alltag aus? Auslöser war, dass ich mir durch eine unbedachte Bewegung einen Nerv an der rechten Schulter einklemmte und dadurch Schmerzen empfunden habe, körperliche Schmerzen, wie noch niemals zuvor. Ich konnte nur unter Schmerzen reden, laufen und sitzen. Ich besorgte mir Schmerztabletten von meiner Nachbarin, die allerdings keine Wirkung zeigten. Und nach ca. dreißig Minuten war ich so weit, dass ich dachte, unter diesen Umständen, mit andauernden vergleichbaren Schmerzen, würde ich niemals weiterleben wollen. Ich habe in diesem Leben einfach kein Bock, unter Schmerzen zu leben. Ich habe so viel erlebt: so viele Menschen, die jünger waren als ich, mussten bereits vor mir gehen; ich muss mir keine Schmerzen antun. Auf diese Lebenserfahrung kann ich einfach gerne verzichten. Danke.

Welch ein Glück in dieser Zeit, in dieser Welt, in diesem Land zu leben. Es gab wahrscheinlich noch nie zuvor eine Generation, die sich überhaupt die Frage stellen konnte: Wie wollen wir sterben? Das ist ein ganz neues Feld, das wir erdenken können. Wo auf der Welt ist das schon möglich? Wo auf der Welt ist ein schmerzfreies Sterben möglich? Wo auf der Welt kann man sich darum Sorgen machen, ob einem der zugeteilte Sterbebegleiter entspricht?

Was wir hier gerade diskutieren, was wir hier machen, ist nicht nur Luxus, es ist auch absolut neu. Das ist eine Chance, das ist ein Wunder, und es ist eine Verantwortung. Wir können jetzt den Grundstein legen für eine völlig neue Art zu sterben. Für ein neues Verständnis Jimmy gegenüber und für neue Wege in der Hospizarbeit und auch in der Sterbebegleitung.

Und lasst uns bitte jegliche Form der Moral und des erhobenen Zeigefingers über Bord werfen. Diese dienen in erster Linie immer nur dazu, andere Meinungen zu diskreditieren, um sich selbst als Held zu fühlen. Um sich wichtiger, größer und mächtiger zu fühlen. Ich wiederhole mich: zehn Euro!

Für mich war nach der Erfahrung dieser schrecklichen Schmerzen, die nach ein paar Tagen und nach diversen Arztbesuchen wieder nachließen, auf jeden Fall klar: Unter Schmerzen leben möchte ich nicht, und assistierter Suizid wäre für mich ein absolut probates Mittel, um mein Leben zu beenden, sofern ich es aus eigener Kraft nicht mehr könnte.

Welche Möglichkeiten gibt es, wenn ich mein Leben vorzeitig beenden möchte? Und was, wenn ich selbst nicht mehr imstande bin, mich aktiv selbst zu töten?

Es bleibt immer als letzte Möglichkeit das Sterbefasten. Das heißt, wir stellen jegliche Form von Nahrungsaufnahme ein. Das kann palliativ begleitet werden und weder ein Arzt noch ein Angehöriger müssen so aktiv ein Leben beenden. Aber ist das als einzige Option ausreichend?

Das sind alles Fragen, die diskutiert werden müssen. Aber bitte, bitte, bitte, bitte nicht allein von der Politik und den Medien. Misch auch du dich mit ein! Lasst uns das als Gesellschaft formen und entscheiden. Und wenn ich mit allem, was ich hier schreibe und erlebt habe, deiner Meinung nach falsch liege, dann sag es mir. Erkläre es mir. Wenn es irgendwo Ideen, Visionen gibt, die mir dabei helfen können, mein Rendezvous mit Jimmy zu planen, dann her damit!

Stand heute: Ich für mich möchte über meinen selbst gewählten Abgang entscheiden können. Unter meinen selbst gewählten Bedingungen. Und wenn ich das für mich in Anspruch nehme, wie kann ich es dann jemand anderem verwehren?

Umso wichtiger ist es, aufzuklären. Über Jimmy zu reden, mit ihm zu tanzen und zu singen. Das Leben im Bewusstsein, dass es endlich ist, zu leben, zu lieben, zu gestalten und es, so selbstbestimmt wie möglich, zu beenden.

KAPITEL 8

Hospiz 4.0

Ich sage immer: In einem Hospiz zu sterben ist nicht das Schlimmste, das dir passieren kann, es ist das Beste.

Irgendwie herrscht in vielen Köpfen immer noch diese Idee, dass Menschen, die in einem Hospiz sterben, dort hingelangen, da sich sonst niemand um sie kümmern mag, da sie ansonsten niemanden mehr haben und einfach abgeschoben werden.

Andere wiederum halten Hospize für eine ganz wunderbare Sache, aber wie es in einem Hospiz wirklich aussieht, das weiß kaum jemand. Und wirklich darüber sprechen möchten wir eigentlich auch nicht, weil das ja alles so traurig ist.

Die breite Öffentlichkeit hat keine Ahnung, wie es in einem Hospiz aussieht, bis sie es entweder aufrecht oder liegend zum ersten Mal betreten. Hospizarbeit muss eine breitere Öffentlichkeit bekommen. Da stehen zum einen wir als Gesellschaft, zum anderen die Medien und natürlich auch die Hospizbewegung selbst in der Verantwortung.

Die Hospizbewegung steht vor einem Generationswechsel. Die Pioniere von einst, die diese Bewegung initiiert haben, werden nun von der nächsten Generation abgelöst. Und doch scheinen sich viele Vereine und Institutionen mit den Veränderungen der Digitalisierung und Globalisierung schwerzutun. Von daher müssen wir Wege finden, die Hospizarbeit attraktiver und auch für neue Generationen zugänglicher zu machen.

Bei den unzähligen Veranstaltungen, die ich mit den verschiedensten Hospizvereinen und Organisationen durchführen durfte, stand die Frage »Wie erreichen wir junge Menschen?« immer zentral im Raum. Ich sag's mal so: Mit einem Flyer und einem Stehstand in der Fußgängerzone auf jeden Fall nicht. Kurzes Beispiel aus einem Hospiz, das ich kürzlich besucht habe: Mir wurden die Räumlichkeiten gezeigt und das Team vorgestellt, und ich muss sagen, ich war wirklich begeistert. Ich suche ja immer noch nach dem einen Hospiz, in dem ich sterben wollen würde, und dachte kurzzeitig: »Ach, hier könnte es für mich eventuell doch gut passen.« Bis die Hospizleitung dann zu mir sagte: »Du, Dada, und hier bekommt wirklich jeder, was er gerne möchte. Und wenn einer ein Glas Sekt möchte, dann bekommt er sogar das.« Ich dachte: »Ein Glas Sekt? Sogar das?« Was soll ich denn bitte schön mit einem Glas Sekt in meinen letzten Lebenstagen? Ich meine, ich saufe ja nur so wenig, weil ich schon noch ein bisschen acht auf meine Organe gebe. Was glaubst du, was da los sein wird, wenn ich darauf keine Rücksicht mehr nehmen muss. Da kommen wir mit einem Glas Sekt nicht weit.

Wenn wir Hospize attraktiver machen, junge Menschen involvieren und die Gesellschaft für Hospizarbeit begeistern wollen, dann müssen wir auch unsere Haltung ändern. Es ist dieses Gönnerhafte, was wir ablegen müssen. Die kranken Kinder dürfen singen, der Hospizbewohner bekommt sogar ein Glas Sekt. Nein! Falsch! Wir stehen zu Diensten. Wir arbeiten zusammen, auf Augenhöhe. Die Zeiten, in denen sich Frau Müller im Hospiz noch einmal Königsberger Klopse gewünscht hat, die sind echt vorbei.

Ich möchte in diesem Kapitel meine Vision vom Hospiz 4.0 beschreiben und in ganz klaren Schritten skizzieren, was in allen Bereichen getan werden muss, damit die Hospizbewegung und die vielen engagierten Mitarbeiter den Sprung in die Zwanzigerjahre schaffen.

Zurzeit gibt es in Hospizen mehr Anfragen von Interessenten, als es Betten gibt. Daher sind die meisten Patienten einfach froh, wenn sie in einem Hospiz unterkommen. Ich arbeite hart daran, dass sich das ändert. Dass die Menschen eine Wahlmöglichkeit haben. Gehe ich in dieses Hospiz oder in jenes? In welchem bekomme ich genau die Dinge, die mir wichtig sind? In welchem gefällt mir das Team besser? Das sind doch probate Fragen, die gestellt werden dürfen, wenn man sich sein letztes Zuhause aussucht.

Zunächst müssen wir das Thema Hospizarbeit breiter gesellschaftlich diskutieren. Wir benötigen ebenfalls dringend einen angstfreien Austausch mit den vielen haupt- und ehrenamtlichen Mitarbeitern, die in Hospizen arbeiten und sich dort engagieren. Denn auch sie werden oft an den Rand geschoben. In Gesprächen mit Freunden, auf Partys, Geburtstagen und Familienfeiern sind sie oftmals ein Störfaktor, und alle Anwesenden wünschen sich oft nur eins: Hoffentlich erzählt sie/er nicht wieder was aus dem Hospiz. Gespräche verstummen, sobald diese Mitarbeiter von ihrem Arbeitsplatz erzählen. Und dabei ist für jeden von uns der Beruf ein ganz wichtiger Lebensbereich, über den wir uns ganz natürlich auch gerne austauschen möchten.

Überleg dir mal, wie das für dich persönlich wäre, wenn du nirgends über deinen Job erzählen könntest. Diese Ausgrenzung führt auch zu einer zusätzlichen psychischen Belastung und macht es nicht unbedingt leichter, dass sich Menschen für die Hospizarbeit entscheiden.

Wenn du also auch nur im Entferntesten für dich in Betracht ziehst, irgendwann mal in einem Hospiz zu sterben, wenn du dir wünschst, dass du dann von einem diversen Team versorgt wirst, das aus allen gesellschaftlichen Bereichen kommt, dann musst du jetzt ganz konkret dazu beitragen, diese Jobs im Hospizbereich attraktiver zu machen. Attraktiver durch deine Akzeptanz. Attraktiver durch dein Interesse. Attraktiver dadurch, dass du deine Angst vor dem Thema überwindest und den nächsten Hospizmitarbeiter, dem du begegnest, ganz einfach fragst: »Und, wie läuft's im Job?«

Das bedeutet auch: Wir müssen weg vom Ehrenamt. Von diesem bunten Ehrenamt mit den fröhlichen Menschen, die ganz ohne Gehalt und völlig selbstverständlich Aufgaben übernehmen, für die es in jedem anderen Unternehmen, mittlerweile in jeder Dönerbude, fest installierte Vollzeitstellen gibt. Oder für die zumindest projektweise professionelle Freelancer zum Einsatz kommen.

Das gilt vor allem für die Bereiche Eventmanagement, Social Media, Presse- und Öffentlichkeitsarbeit sowie Grafik- und Mediendesign. Ich muss ehrlich sagen, die meisten Webseiten, Flyer und Posts auf Instagram, die ich von Hospizvereinen und -verbänden kenne und mitbekomme, sind wenig hilfreich, um junge Menschen zu erreichen. Sie bewirken eher das Gegenteil. Dringend müssen da neue Strukturen geschaffen, neue Arbeitsfelder eingerichtet und vorhandene Gelder umverteilt werden.

Oftmals sind nämlich die nicht vorhandenen Gelder der Argumentationspunkt, warum wir nicht in der Lage sind, diese neuen Felder zu bespielen. Und das ist Quatsch. Ein cooler

Flyer ist nicht teurer als ein hässlicher. Gerade die heutigen Produktionsweisen und neuen Medien ermöglichen es jedem, kostengünstig eine tolle Website zu haben, kostengünstig einen Imagefilm zu produzieren, einen Mehrwert durch den eigenen Social-Media-Kanal zu erwirtschaften.

Meine Initiative »Superhelden fliegen vor« betreibe ich nun seit über eineinhalb Jahren allein aus meinen privaten Mitteln und aus sehr überschaubaren Zuwendungen von Freunden und Unterstützern. Ich arbeite in erster Linie mit jungen Freelancern und mit ganz flachen Hierarchien. Wenn ich das mit der Arbeitsweise von den meisten Vereinen und Verbänden vergleiche, dann komme ich immer mehr zu der Meinung, dass wir zukünftig nicht darum herumkommen, auch über diese vorhandenen Strukturen nachzudenken und Alternativen zu entwickeln.

Und deshalb hier an dieser Stelle nochmals die Bitte an alle Beteiligten in der Hospizbewegung: Lasst uns gemeinsam die Zukunft gestalten, die Digitalisierung als Chance sehen, das, was gut funktioniert, ausbauen, aber auch ganz klar benennen, was sich ändern muss, und es dann auch ändern. Jetzt.

Was bedeutet das konkret?

Ich wünsche mir einen gewissen Standard in allen Hospizen, der quasi auch durch eine Art TÜV-Siegel oder Ähnliches dokumentiert werden kann.

Zu diesem Standard gehören:

- Eine moderne, ansprechende Website mit einem Imagefilm, der das Haus, die Mitarbeiter sowie alle Aktivitäten und Angebote präsentiert.
- Ein komplett vernetztes Haus mit Highspeed-WLAN, Smart TVs, Bluetooth-Boxen und einer Playstation. Für

solche Dinge können wir übrigens sehr gut Kooperationspartner finden, sodass die Kosten dafür im Endeffekt komplett übernommen werden. Je attraktiver der eigene Instagram-Kanal beispielsweise ist, umso mehr Reichweite kann man als Gegenleistung einem potenziellen Kooperationspartner anbieten. Im optimalsten Fall kostet dann die Anschaffung der oben besagten Hardware gar nichts. Es ist ja nicht viel anders, als wenn wir für die Weihnachtstombola gegen Spendenquittung im Spielwarengeschäft »Mensch ärgere Dich nicht«-Spiele geschenkt bekommen. Das Prinzip ist dasselbe.

- Neue und unterschiedliche Designkonzepte für Hospize. Das eine Haus ist eher für Menschen mit einer großen Familie ausgerichtet, ein anderes für Singles, ein weiteres für Menschen bis fünfzig usw.
- Attraktive und täglich bespielte Social-Media-Kanäle, die Einblick in den Hospizalltag bieten und über die Interessenten auch schon vor ihrem Einzug Teil der Hospizgemeinschaft werden können.
- Eine moderne Sterbebegleiterausbildung, die auch eine Medienkompetenz beinhaltet und auf die individuelle Situation des Sterbenden eingeht. Auch hier sollten digitale Angebote geschaffen und in Zusammenarbeit mit der Politik und dem Gesundheitswesen Abläufe, Anträge etc. optimiert und vereinfacht werden.

Wichtig ist, dass diese Liste von uns allen gefüllt und weiterentwickelt wird. So wie sich auch unser gesellschaftliches Leben nach unseren Bedürfnissen richtet und verändert.

Mobile Lieferdienste der Supermärkte haben sich aus unserem Bedürfnis heraus entwickelt und aufgrund dessen, dass es immer mehr Singlehaushalte gibt, die den traditionellen Wochenendeinkauf nicht mehr brauchen. Car-Sharing-Angebote haben sich ebenfalls aus den kollektiven veränderten Bedürfnissen ergeben. Genau da müssen wir mitgehen.

Viele Vereine und Verbände finanzieren sich zum Großteil aus Spendengeldern. Auch da müssen neue Wege gefunden und gegangen werden. Wie sollen langfristige Projekte, Personal, Investitionen usw. geplant werden, wenn wir nie wissen, wie viel Geld im nächsten Jahr zur Verfügung steht? Wenn wir quasi, um die Gehälter unserer Mitarbeiter zu zahlen, ständig als Bittsteller auftreten müssen?

Ich finde, es ist auch eine Haltung, die wir dadurch definieren. Nur auf Spendengelder angewiesen zu sein, bedingt auch ein, so wie ich finde, unangenehmes Konkurrenzempfinden von Vereinen und Organisationen untereinander. Da müssen wir neue Konzepte entwickeln und innovative Ansätze schaffen. Und die gibt es. Ich arbeite mit einigen Organisationen zusammen, die ein ganz anderes Modell erarbeitet haben und dieses sehr erfolgreich umsetzen. Daran orientiere ich mich beispielsweise auch in meiner Ausrichtung von »Superhelden fliegen vor«.

Ist alles, was ich fordere, zeitnah umsetzbar? Alles überall – zeitnah nicht. Aber jeder einzelne Punkt für sich, der für das eine oder andere Haus, für die eine oder andere Initiative am dringlichsten ist, kann angegangen werden. Einer nach dem anderen.

Wenn wir uns dann noch mehr vernetzen, mehr austauschen, mehr Content und Angebote schaffen, die geteilt werden können, dann kann diese so dringend benötigte gesellschaftliche Veränderung wirklich Fahrt aufnehmen.

Ein praktisches Beispiel: Es muss ja nicht jeder einzelne Hospizverein einen Grafiker einstellen, um den Flyer für den nächsten Tag der offenen Tür zu gestalten. Wir können doch einmal im Jahr gemeinsam für diverse Veranstaltungen Designs in eine Cloud hochladen, die dann individualisiert werden können. Im Saarland interessiert es niemanden, wenn der Flyer des örtlichen Hospizes ähnlich aussieht wie ein Flyer von einem Hospiz in Bayern. Aber diejenigen, die wir erreichen wollen, interessiert es sehr wohl, ob er ansprechend aussieht oder nicht. Über solche Formen der Kooperation müssen wir viel mehr nachdenken und sie vor allem auch einfach ausprobieren. Einfach mal machen! Und natürlich würde ich mich freuen, wenn insbesondere die deutschlandweit agierenden Institutionen und Verbände da nach vorne preschen würden und auch somit eine Vorbildfunktion übernähmen.

Wenn wir in den Strukturen flexibler, in den Entscheidungsabläufen schneller und offener für Veränderungen werden, dann können wir vor allem auch anfangen, neue Inhalte zu gestalten, das Hospiz 4.0 auch mit Leben zu füllen.

Wir können unseren Alltag, unser ganzes Leben lang so individuell gestalten wie noch nie eine Generation zuvor. Das fängt beim individuell gestalteten Kleiderschrank an, geht über die Benutzeroberfläche deines Smartphones bis hin zur bis ins Kleinste durchdachten und perfekt organisierten Hochzeit.

Überall wollen wir uns wiederfinden. Wir möchten wahrgenommen werden. Wir möchten nicht in der Masse untergehen, sondern jeder für sich etwas Besonderes sein. Wir möchten unsere Zeit mit anderen verbringen, die auf unserer Wellenlänge liegen. Die uns verstehen, ähnlich ticken und die wir uns als Freunde aussuchen.

Freunde werden uns ja nicht zugeteilt. Wir haben in so vielen Lebensbereichen die Wahl, und den meisten von uns ist das wichtig. Für viele von uns stellt das eine enorme Lebensqualität dar. Wenn wir nun in die letzte Lebensphase eintreten, da ändert sich das ganz abrupt. Auf einmal haben wir überhaupt keine Wahlmöglichkeiten mehr.

Zum einen keine Wahl mehr, ob wir diesen Lebensabschnitt nun angehen wollen oder nicht. Bei der Scheidung, bei deinem Kinderwunsch etc. war das anders. Da hast du dich in den meisten Fällen aktiv dazu entscheiden. Jetzt wird dir diese Entscheidung abgenommen und du bist ganz einfach hilflos. Denn nicht wählen zu können, das hat uns niemand beigebracht. Das heißt, allein damit zurechtzukommen mit diesem Erleben, mit dieser noch nie erlebten Situation, das allein ist eine Herausforderung, die es zu meistern gilt.

Und dann geht es weiter. Je nach Krankenversicherung hast du auch nur eine eingeschränkte Wahl, was die Belegung deines Zimmers angeht, was die Auswahl deiner Ärzte angeht usw. An vielen Stellen im System wirst du gar nicht mehr richtig wahrgenommen. Du bist an vielen wichtigen Punkten Bittsteller und auf die Güte von anderen angewiesen.

Mir haben letztens noch zwei Frauen davon erzählt, dass sie während der Chemotherapie gerne ergänzend eine Misteltherapie gemacht hätten. Die Kosten dafür werden aber nur von der Krankenkasse übernommen, wenn du palliativ betreut wirst, wenn du also für die Krankenkasse stirbst. Das ist nur eine der vielen Sachlagen, die einfach per se entschieden werden, ohne auch nur im Geringsten auf die individuelle Lebenssituation einzugehen.

Wir kennen das von vielen Behördengängen aus unserem gesamten Leben. Aber sollten wir nicht vielleicht am Lebensende, bei der Ausgestaltung der letzten Lebensphase, etwas beweglicher sein? Auch als Mitarbeiter der Krankenkasse, als Sachbearbeiter der Stadt, als Arzt. Und als Hospizbewegung.

Die individuellen Wünsche des Sterbenden stehen im Hospiz im Mittelpunkt. Solange seine Wünsche dem Hospizalltag entsprechen. Eine haltende Hand, die tägliche Frage nach dem Stuhlgang, freitags leckere Reibekuchen, und wann immer wir möchten, werden wir in den Garten geschoben. Das ist alles schön. Wenn ich jetzt von mir persönlich ausgehe, so wäre nichts davon etwas, das ich mir wünschen würde. Soweit ich das jetzt schon vorfühlen kann.

Jeder, der mich kennt, weiß, wie sehr mir die Hospizbewegung am Herzen liegt. Unter anderem ist dies auch ein wichtiger Grund dafür, warum ich dieses Buch schreibe. Denn natürlich ist jeder dankbar, jede Familie glücklich, wenn wir im Hospiz gut betreut sterben können. Und da wird in allen Einrichtungen, die ich kenne, großartige Arbeit geleistet. Aber ich habe an vielen Punkten auch mitbekommen, dass Menschen im Hospiz durchaus Wünsche hatten, die nicht erfüllt werden konnten. Einzig und allein, da sie der Lebensrealität des Hospizes nicht entsprachen.

Ein Mitte vierzigjähriger Mann beispielsweise, der sein Leben lang von ganzem Herzen gekifft hatte, konnte kein Hospiz finden, in dem er weiterhin und bis zum Schluss hätte kiffen können. Eine andere Bekannte erzählte mir von ihrem Mitte dreißigjährigen Mann, der während ihrer Schwangerschaft erkrankte und im Hospiz verstarb. Er wollte in seinem Zimmer ein Video für seine ungeborene Tochter aufnehmen und hatte dafür einen Kameramann eingeladen. Die Aufnahmen wurden ihm von der Hospizleitung untersagt, mit Vermerk darauf, dass sich andere Bewohner des Hauses gestört fühlen könnten.

Es wird generell und gerne häufig auf die Fürsorgepflicht von Hospizmitarbeitern und Sterbebegleitern verwiesen. Ich finde nur, Fürsorgepflicht kann beides beinhalten: für Ruhe zu sorgen und gleichermaßen auch jemandem zu ermöglichen, ein Video für sein ungeborenes Kind zu drehen.

Ich habe auch schon auf Verbandsseiten Beiträge online gelesen wie: »In der Sterbebegleitung und in der Hospizarbeit ist es so wichtig wie nirgends sonst, sich immer bewusst zu sein, dass jeder Schritt der Begleitung von immenser Tragweite und mit allen anderen Schritten verwoben und vernetzt ist.«

Ganz ehrlich: Bla, bla, bla.

Hospizarbeit und Sterbebegleitung sind kein Atomkraftwerk, das jederzeit in die Luft gehen kann. Und auch die Ausbildung zum Sterbebegleiter ist nicht sonderlich intensiv oder etwas, das ein Hochschulstudium erfordert. Jedes Kind kann begleiten. Und früher haben Menschen ihre Familienmitglieder ganz natürlich begleitet, da sie gemeinsam in einem Haushalt lebten.

Beim Sterben ist es wie im Leben, es dürfen auch »Fehler« gemacht werden. Oder fragen wir mal anders: Was ist schon ein Fehler? Im Flur zu lachen? Jemanden zu fragen: Wie fühlt es sich an, zu sterben? Ich finde, jemandem nicht zu erlauben, in seinem eigenen Zimmer ein blödes Video zu drehen, das ist für mich beispielsweise ein ganz grober Fehler. Da der Bewohner wieder einmal als Bittsteller auftreten musste, um dann auch noch abgewiesen zu werden, ohne einen Gegenvorschlag, eine Lösung seinem Wunsch entsprechend angeboten zu bekommen.

Deswegen müssen wir den Aspekt der Individualität viel mehr in den Mittelpunkt der Hospizarbeit und der Hospizgestaltung stellen.

Lasst uns Hospize schaffen, die auf absolute Ruhe ausgerichtet sind. Aber lasst uns auch Hospize für Fußballfans schaffen. Für Menschen, die ihr Leben lang auf dem Sportplatz verbracht haben. Die sich Bier, frittierte Pommes und gegrilltes Bauchfleisch wünschen. Dann brauchen wir Hospize für Künstler, die mit Kunst von jungen Kunststudenten ausgestattet sind. In denen es jeden Mittag Cocktails gibt und abends Champagner. Hospize für Menschen mit jungen Kindern. Mit Hausaufgabenbetreuung und einem Beachvolleyballfeld im Garten. Mit Familienzimmern, in denen auch die Kinder und der Ehepartner übernachten können.

Was weiß ich. Misch auch du dich ein! Schrei heraus, was dir wichtig ist. Wenn du dann daniederliegst, und das wird auf die eine oder andere Weise geschehen, dann ist es zu spät, um wirklich etwas zu verändern.

Um das Hospiz 4.0 zu gestalten, braucht es uns alle. Nur so kann es uns allen auch zugutekommen. Eine aktive und moderne Hospizkultur wird unser aller Leben positiv beeinflussen und prägen. Sie wird Wellen schlagen und unsere Art zu leben verändern. Der bewusste Umgang mit Jimmy wird dein Leben verändern. Zum Besseren verändern.

Wenn wir der Hospizbewegung angstfreier begegnen, werden auch Begegnungen im Alltag möglich. Hospize, die einen Wagen bei CSD-Veranstaltungen haben, Besuche von Künstlern, die Konzerte in Hospizen halten, Online-Playstation-Wettkämpfe von Hospizbewohnern, Zoom-Meetings, in denen sich Sterbende auf der ganzen Welt vernetzen und austauschen können.

Lasst uns Lieferservices speziell für Hospize, Palliativ-Stationen und direkt auch für Krankenhäuser ins Leben rufen, die, ähnlich wie die Gorillaz in Berlin, dir deine gewünschten Lebensmittel, Kosmetikprodukte, was immer du zum Sterben benötigst, innerhalb von Minuten ins Hospiz oder auch nach Hause liefern.

Undenkbar? Nicht umsetzbar?

Vor sechs Monaten hätte ich niemals gedacht, dass es möglich sein könnte, dass Lebensmittel, die ich online bestelle, innerhalb von elf Minuten bei mir in der Küche auf dem Tisch stehen. Und heute ist das eine Realität, die ich jeden Tag erlebe und die ich, nebenbei gesagt, liebe.

Und ja, wahrscheinlich gibt es auch bei diesem Geschäftsmodell Gewinner und Verlierer, Schwachpunkte und Dinge, die wir besser machen könnten. Aber ganz ehrlich: Das interessiert mich nicht. Ich muss nicht die ganze Welt verbessern. Ich überlege gerade nur, wie wir die Lebensrealität von sterbenden Menschen verbessern können, und da sind mir die Probleme, die anderorts bestehen, zunächst einmal egal.

Das Wunderbare am Leben ist: Es gibt so viele unterschiedliche Bereiche, um sich zu engagieren, um diese Gesellschaft weiter nach vorn zu bringen. Nicht jeder muss alles machen. Ich habe mich vor Jahren bereits bewusst dazu entschlossen, keinem Obdachlosen Geld zu geben, und ziehe das auch konsequent durch. In diesem Leben ignoriere ich dieses Problem und hoffe von Herzen, dass sich andere Menschen dem Thema Armut und soziale Ungerechtigkeit annehmen.

Ich kümmere mich, so gut ich kann, um mein kleines Stück Leben. Und wenn du dich in deinem Leben um die Mitgestaltung der Sterbephase kümmern und bei der Entwicklung von Visionen für das Hospiz 4.0 mit dabei sein möchtest, dann sei herzlich willkommen und lass es uns angehen.

Wenn du dies nicht möchtest, wenn du in deinem Leben etwas anderes vorhast, dann wünsche uns einfach nur Glück und wir danken es dir.

KAPITEL 9

Sterbebegleitung 4.0

Ich nenne meine Vision der Sterbebegleitung 4.0 »Superhelden-Buddys«, in Anlehnung an meine Initiative »Superhelden fliegen vor«.

Die Idee dazu kam mir eines Tages, als ich auf einem Streetfood-Festival eine Bio-Bärlauch-Bratwurst mit Bio-Kartoffelsalat und veganer Majo aß. Bedient wurde ich von einem echt coolen Typen, Hipsterstyle, tätowiert und supernett. Das Design des Food-Wagens war sehr schick, die Tafel mit den anderen Fast-Food-Gerichten wirklich gut designt, und überall gab es QR-Codes, die direkt auf das Instagram-Profil des Wagens führten. Da finden wir dann wiederum direkt ansprechende Fotos aller Speisen, des gesamten Teams und von glücklichen Kunden. Klar, die Bratwurst kostete sechs Euro, aber irgendwie war sie es mir wert, da ich halt auch das gesamte Kauferlebnis mit bezahlte. Das war alles in allem okay.

Als ich dann die Bratwurst genüsslich kaute, erinnerte mich der Geschmack und Geruch an den Grillstand auf dem Fußballplatz in meiner Heimat. Da stand eigentlich immer irgendeine Mutter von uns Jungs dahinter, das Angebot war mit einem Edding auf ein DIN-A4-Blatt gekritzelt, und es gab Senf oder

Ketchup als Add-on gratis dazu. Das war damals quasi unser tägliches Grundnahrungsmittel auf dem Fußballplatz. Es hatte nichts Stylisches, es war nicht schick, und hip war das auch nicht. Niemals im Leben hätte irgendjemand zwölf Mark für eine Bratwurst bezahlt. Ich glaube, die Wurst damals kostete 2 Mark 50.

Als mir das Ganze so durch den Kopf ging, dachte ich, wenn das mit einer Bratwurst geht, wenn wir der einfach ein moderneres Image geben können, ohne das Produkt an sich zu verändern, dann muss das doch auch mit der Sterbebegleitung funktionieren. Es braucht ein neues Design, ein paar neue Zutaten und einen digitalen Zugang zu dem Angebot.

Beginnen wir einfach mal direkt mit der Bezeichnung. Ich meine »Sterbebegleitung« ist ja an und für sich kein sonderlich attraktives Wort. Wer freut sich schon auf seinen Sterbebegleiter oder organisiert gerne selbigen für jemanden, den man liebt.

Zurzeit funktioniert das Ganze in den meisten Fällen bei Erwachsenen so: Es gibt ambulante und stationäre Hospize. Betrieben werden die meisten von Hospizvereinen, die wiederum oft zu kirchlichen oder sozialen Einrichtungen gehören. In anderen Fällen gründen engagierte Menschen einen eigenen Hospizverein und bauen dann einen ambulanten Hospizdienst oder sogar ein stationäres Hospiz auf.

Der ambulante Hospizdienst betreut Sterbende in ihrem eigenen Zuhause. Das heißt, sie haben keine eigene Location, an der Sterbende betreut werden könnten. Manchmal arbeiten die ambulanten Hospizvereine auch mit Krankenhäusern zusammen und kümmern sich um die Patienten im Krankenhaus auf der Station. Die stationären Hospize können auch Bewohner aufnehmen. Das heißt, der Sterbende verbringt seine letzten Tage im Hospiz. Er hat dort ein eigenes Zimmer und wird sehr persönlich, im Rahmen des Möglichen, betreut.

Im Hospiz selbst werden die Menschen palliativ betreut. Voraussetzung, um in ein Hospiz aufgenommen zu werden, ist, dass man sich über seine Lage bewusst ist, dass man also weiß, dass man im Hospiz sterben wird und dass es nicht um Heilung, sondern um die Linderung von Schmerzen und die Steigerung der Lebensqualität geht.

Zusätzlich zur palliativen Versorgung im Hospiz, die von Pflegerinnen, Pflegern und Ärzten übernommen und auch ganz normal vergütet wird, gibt es noch ehrenamtliche Sterbebegleiter, die als Ansprechpartner zur Verfügung stehen. Es ist ein optionales Angebot für den Sterbenden selbst, aber auch für Angehörige und Freunde.

Praktisch sieht es so aus, dass Sterbebegleitungen von einem Ehrenamtler proaktiv übernommen werden. Ehrenamtler werden nach Bedarf angefragt, ob sie eine Begleitung übernehmen möchten, und wenn das zeitlich und organisatorisch passt, dann werden sie einem Sterbenden zur Seite gestellt. Natürlich versucht man eine optimale Kombination von Bewohner und Begleiter zu finden, und oft passt es auch ganz wunderbar und wird für alle Beteiligten zu einer sehr schönen und intensiven Erfahrung. Allerdings finden wir noch immer in erster Linie ältere Frauen unter den ehrenamtlichen Sterbebegleitern. Sie haben oftmals ihr berufliches Leben hinter sich und suchen jetzt nach einer sinnvollen Aufgabe. Generell sind Frauen in der Hospizbewegung wesentlich aktiver als Männer. Auch zu meinen Lesungen kommen in erster Linie Frauen, und ich glaube nicht, dass das an meinem holden Antlitz liegt, sondern eher daher kommt, dass Frauen, warum auch immer, weniger Angst vor Jimmy haben. Unzählige Male habe ich nach Lesungen schon gehört: »Ich wünschte, mein Mann wäre dabei gewesen. Aber ich bekomme den zu so was einfach nicht mit.«

Das ist echt ein Phänomen. Das bedeutet einfach für die alltägliche Sterbebegleitung, dass das Angebot an Sterbebegleitern nicht sonderlich divers ist. Das heißt, wir haben vom Alter, Charakter, von den Interessen und halt auch vom Geschlecht her für den Sterbenden keine große Auswahl an »Typen«. Ein Mitte Zwanzigjähriger hätte oftmals einfach lieber einen Kumpeltypen, der ihn begleitet. Viele Männer würden auch gerne von einem Mann begleitet werden. Denn auch wenn Männer es offenbar gerne verdrängen: auch Männer sterben.

Es geht generell darum, neue Wege zu finden, junge Menschen aus allen Lebenslagen mit in die Sterbebegleitung einbinden zu können.

Eine Begleitung ist für beide Seiten schwierig, für den Begleiter genauso wie für den Sterbenden, sofern die Lebensrealitäten sich in fast allen Bereichen unterscheiden.

Als ein Mitte dreißigjähriger Bekannter von mir in einem Hospiz lebte, da war seine Lebensrealität noch dieselbe, wie sie es auch Wochen zuvor gewesen war. Er wollte das Leben rocken bis zuletzt, hörte gerne laut Musik, versuchte, sooft es ging, noch in die Innenstadt zu fahren, und vieles mehr.

Die Mitarbeiter des Hospizes waren super. Aber seine Art zu leben und seine Art zu sterben war ihnen fremd. Eine ehrenamtliche Mitarbeiterin beispielsweise kam jeden Tag einmal zu meinem Bekannten ins Zimmer, um Harfe zu spielen. Das war – gelinde gesagt – nicht sehr hilfreich.

Wenn diese Situation eintrifft und wir merken, es passt einfach nicht, dann ist das für alle Beteiligten unschön. Die grundlegende Haltung, die ein jeder Sterbebegleiter mitbringt, ist immer eine wohlwollende, ist immer eine liebevolle. Daher müssen wir Wege finden, dass diese Haltung, dieses Engagement für jeden zugänglich gemacht und breiter aufgestellt wird.

Die Ausbildung der Sterbebegleiter findet meist hospizintern statt. Es ist oftmals eine Begegnung mit sich selbst, ein Infragestellen der eigenen Motivation und das An-die-Hand-Geben bewährter Methoden im Umgang mit Sterbenden.

Vor ca. drei Jahren lebte ich für zwölf Monate in Hamburg und dachte, es könnte an der Zeit sein, meine Sterbebegleitungsausbildung, die nun auch bereits zwanzig Jahre zurückliegt, aufzufrischen. Ich erzählte bereits von meiner verbalen Entgleisung, als ich zu der Sterbebegleitungsausbilderin sagte, dass Sterben auch Spaß machen muss. Aber ich lebte damals auf St. Pauli und dachte, dass eine Sterbebegleiterausbildung im Kiez doch richtig cool sein müsste. Irgendwie glaubte ich, man würde dort mit einem Hansa-Pils zusammensitzen, Udo Lindenberg hören und sich Sterbetattoos stechen lassen. Im Vorgespräch mit der Ausbildungsleitung wurde dann sehr schnell klar, dass auch hier immer noch der obligatorische Trauerstein im Stuhlkreis seine Runde machte, und bei vielen Dingen, die ich sagte, nicht nur, dass Sterben Spaß machen muss, wurde mir direkt geantwortet, dass das so nicht geht. Ich legte dann doch recht schnell diese Idee, meine Ausbildung aufzufrischen, wieder ad acta, da ich für mich ganz persönlich kein Modell finden konnte, das sich von meiner bereits absolvierten Ausbildung unterschied und das auch meine damalige Lebensrealität widerspiegelte. Ich habe einfach keine Lust, meine Freizeit Kamillentee trinkend und im Stuhlkreis sitzend zu verbringen. Da muss es andere Wege geben, bei der Bratwurst geht das doch auch!

Also, wie kann eine zeitgemäße, moderne und digitale Sterbebegleitung aussehen?

Zunächst müssen wir die Grundidee der Sterbebegleitung erweitern. Ja, eine haltende Hand ist toll, sofern der Sterbende das will. Eine seelsorgerische Begleitung ist für viele Menschen wünschenswert. Aber es gibt in der Sterbephase auch noch ganz andere Nöte und Probleme, die auch berücksichtigt werden müssen, wenn wir eine ganzheitliche Begleitung anbieten möchten.

Unsere Lebensrealitäten haben sich enorm verändert. Wir leben länger autark, selbstständig und digital. Auch Achtzigjährige kommunizieren heute via WhatsApp und können Homebanking benutzen, ohne ihre Enkel um Rat zu fragen. Deshalb sollten wir den Sterbegleiter eher als Personal Assistant am Lebensende sehen. Eine Person, die dir zuhören, aber auch konkret bei Alltagsproblemen weiterhelfen kann. Das kann das Einrichten eines Blogs sein, auf dem wir unser Erleben teilen, das können Anträge und Behördengänge sein oder auch ganz einfach mal das Babysitting, damit der Sterbende alleine Zeit mit dem Partner oder der Partnerin hat.

Wir müssen Sterbende emanzipieren. Wir dürfen sie nicht weiterhin als »arme Kranke« sehen, die froh sein können, dass es im Hospiz immer noch besser ist als im Krankenhaus oder im Pflegeheim. Wir müssen die Chance, das Sterben gestalten zu können, jetzt nutzen. Wir müssen die Erfahrung zu sterben, den Prozess des Sterbens zu einem erfreulichen und freudigen Ereignis machen.

Einer der wichtigsten Punkte, ich sprach es bereits an: Wir müssen jungen Menschen den Zugang zur Sterbebegleitung ermöglichen. Zum einen denen, die sie leisten wollen, zum anderen für all jene, die sie in Anspruch nehmen möchten. Es gibt bereits einige sehr anfängliche Bemühungen, dies zu tun. Allerdings erinnern diese Bemühungen mich etwas an die Talkshows der dritten Programme, die irgendwann vor ein paar Jahren die Ansage von der Programmdirektion bekommen haben, unbedingt auch Jüngere als Zielgruppe im Auge zu haben. Anstatt das grundlegende Konzept zu ändern, blieb alles beim Alten, außer dass jetzt jede Woche auch ein Gast unter fünfzig Jahren eingeladen wird. Meistens immer irgendwas total Verrücktes wie Blogger oder YouTuber. Ein wirklicher Wandel sieht anders aus. Wandel entsteht nur durch echte Veränderung. Und echte Veränderung beginnt mit einem komplett neuen Gedanken, mit einem Umdenken. Sich auch hier wieder an einer Altersgrenze abzuarbeiten, ergibt keinen Sinn.

Wenn wir jetzt Dreißigjährige dazu bewegen, dass auch sie einfach Trauersteine weiterreichen und eine Sterbebegleiterausbildung auf St. Pauli machen, dann sind wir leider keinen Schritt weiter, weil diese Ausbildung vor zwanzig, dreißig Jahren konzipiert wurde. Wir müssen vor allem auch anfangen, die Sterbebegleitung als richtigen Job zu sehen. Warum werden Pfleger und Ärzte bezahlt, und Sterbebegleitung muss ausschließlich im Ehrenamt stattfinden? Wie sollen wir einzig und allein mit Ehrenamtlern digitale Strukturen schaffen, soziale Medien bespielen und vor allem auch einen Service anbieten, der sehr zeitintensiv ist und unter Umständen eine 24/7-Bereitschaft erfordert. Welche junge Mutter, welcher Student, wer, der gerade ein Business oder eine Familie aufbaut, kann sich das nebenbei leisten? Niemand!

Viele Aufgaben im sozialen Bereich werden immer selbstverständlich als Ehrenamt gesehen. Als dürften wir für gewisse Dienstleistungen im sozialen Bereich kein Honorar verlangen. Es kann ja wohl nicht angehen, dass ich, wenn ich Waffen verticke, ganz ohne mich rechtfertigen zu müssen, Millionen verdienen darf. Wenn ich aber jemandem in seiner Trauer helfe oder ihm während des Sterbens zur Seite stehe und dafür eine Rechnung stelle, dann werde ich als geldgeil stigmatisiert, als jemand, der sich am Leid der anderen bereichert.

Wer Gutes tut, muss auch gut bezahlt werden. Punkt!

Viele Menschen aus der Mitte der Gesellschaft würden sich gerne einbringen. Aber immer alles ehrenamtlich einzufordern und ganz selbstverständlich davon auszugehen, dass man mit Dankbarkeit bezahlt werden kann, das führt dazu, dass die professionellen Webdesigner, Pressemitarbeiter, Eventmanager, Grafikdesigner dann ganz einfach in anderen Bereichen arbeiten.

Sterbebegleiter als Vollzeitjob. Das muss das Ziel sein. Es gibt bereits sogenannte Sterbeammen, die einen ganz ähnlichen Service anbieten. Dazu gehört, Menschen zu begleiten, die in einer Abschiedssituation in eine Krise geraten. Auch viele von ihnen müssen sich immer wieder die Frage stellen lassen, warum sie dafür Geld nehmen. Was ich allerdings unbedingt ändern wollen würde, ist die Berufsbezeichnung »Sterbeamme«. Ich persönlich möchte keine Sterbeamme haben, muss ich ganz ehrlich sagen. Ich möchte einen Kumpel, einen Begleiter, einen Buddy. Ja, ein Buddy soll es sein.

Dabei möchte ich mir vorab auf einer attraktiven Website verschiedene Angebote ansehen können und aktiv selbst entscheiden, von wem ich dann, wenn's so weit ist, begleitet werde. Ich möchte mich durch kurze Videos informieren können, wer dieser Mensch ist. Welche Haltung hat er, ist er religiös oder nicht, welche Hobbys mag er, und finde ich ihn überhaupt sympathisch oder nicht?

Falls ich in meiner unmittelbaren Umgebung keinen geeigneten Buddy finde, möchte ich alternativ die Begleitung als Online-Angebot nutzen können.

Der Buddy hilft mir dabei, mein Leben, solange es geht, solange ich es möchte, aufrechtzuerhalten. Vielleicht übernimmt er meinen Instagram-Account und hält meine Freunde über meinen Gesundheitszustand auf dem Laufenden. Vielleicht organisiert er mir eine letzte Party, was zu kiffen, einen letzten Sexpartner. So unterschiedlich unsere Bedürfnisse zu Lebzeiten sind, so unterschiedlich sind sie auch während des Sterbens. Mein Buddy soll mich in meiner letzten Lebensphase begleiten, denn noch lebe ich.

Wie könnte das konkret aussehen? Wie würde sich die Sterbebegleiterlandschaft verändern?

Wir müssen die Inhalte, den Sinn und Zweck sowie die Art der Ausbildung komplett neu gestalten. Ich glaube nicht, dass die vorhandenen Angebote zukunftsfähig und für junge Menschen attraktiv genug sind. Wir müssen Wege finden, dass beides, das Ehrenamt und die professionelle Begleitung, gleichberechtigt nebeneinander und sich ergänzend existieren können.

Sterbebegleitung kann generell jeder. Empathie zu lernen ist in vielen Bereichen elementar wichtig und eine große Herausforderung.

Im Medienbereich und auch bei anderen Projekten, für die ich in der Vergangenheit tätig war, fand ich es schon immer sehr schwierig, wenn ich z. B. für einen Pflanzenversandhandel, den ich beriet, einen Kunden »runterholen« und beruhigen musste, weil beispielsweise ein Blumentopf für 2,50 Euro kaputtgegangen war. Das Ganze, fünf Minuten nachdem ich mit einem Krebs- oder Palliativpatienten gesprochen hatte. Noch bemerkenswerter finde ich es allerdings, wenn ein unempathischer Umgang auch im Umfeld von Sterbenden geschieht. Wenn ich manchmal mitbekomme, wie die Geschäftsführung einiger Verbände mit ihren eigenen Mitarbeitern umgeht, zum Teil Menschen mit Behinderungen unter Druck setzt, damit sie schneller und effektiver arbeiten, dann dreht sich mir echt der Magen um. Ich habe mich tatsächlich schon oft gewundert, wie wenig in manchen Fällen die Auseinandersetzung mit Jimmy, mit Verlust und Trauer dazu führt, dass auch ein Führungsstil überdacht wird oder die eigenen Wertvorstellungen sich dementsprechend anpassen und verschieben.

Bei der Beerdigung meiner Mutter regnete es, als wir aus der Trauerhalle rauskamen und die Urne ans Grab bringen wollten. Ich habe nie einen Schirm dabei, und auch die restliche Trauergesellschaft wurde vom Regen überrascht. Die Bestatterin war so nett, mir einen Knirps zu leihen, den ich dankbar annahm und ihn mir mit drei Leuten teilte. Nachdem wir die Urne beigesetzt hatten, waren wir alle trotz Schirm ziemlich nass und wollten, so schnell es nur ging, ins Auto zurück. Ich fuhr bei einem Freund mit, der von außerhalb angereist war, und ich vergaß nach dem Leichenschmaus besagten Fünf-Euro-Knirps auf dessen Rücksitz. Ich wollte der Bestatterin ihren Knirps gerne ersetzen, doch sie bestand darauf, IHREN Knirps zurückzubekommen, da sie sehr an ihm hänge und viele Erinnerungen damit verbunden seien. Ich glaube, ich bekam noch Wochen nach der Beerdigung leidende Erinnerungsmails. Mein Kumpel hatte den Knirps seinerseits irgendwo noch mal benutzt und liegen lassen. Wie es dem Knirps also weiter ergangen ist, bleibt ungewiss. Wir können nur das Beste hoffen. Irgendwann habe ich die Dame einfach geblockt.

Wir brauchen Buddys, die auch einen eigenen Bezug zu ihrem Leben und Sterben haben. Die Bock haben, sich mit Jimmy auseinanderzusetzen, ihn kennenzulernen, ihn zu lieben. Diese Grundhaltung ist wesentlich. Wir dürfen uns abermals nicht so wichtig nehmen. Bei der Begleitung von Sterbenden geht es nie um den Begleiter, es geht immer nur um den Menschen, der stirbt.

Deshalb müssen wir die Superhelden-Buddys auch fit in allen Lebensbereichen machen, die für uns als Gesellschaft sowie als Individuum wichtig sind.

Nicht jeder Buddy muss alles können. Lasst uns Experten für unterschiedliche Bereiche ausbilden und dann Tutorials und Call-ins online anbieten.

Lasst uns eine App entwickeln, die die Begleitung unterstützt. Eine App, die von der Krankenkasse verschrieben werden kann und die für den User kostenlos ist.

Lasst uns vor allem auch ein solides Qualitätsmanagement einführen, das die unterschiedlichen Angebote prüft und für den Endverbraucher transparent macht.

Und lasst unsere Superhelden-Buddys bereits in Schulen aktiv werden und in der Sprache von Jugendlichen und Kindern ihre Arbeit und ihre Beziehung zu Jimmy erklären und von ihrem Alltag berichten.

Auch in diesem Bereich durfte ich bereits einige Einblicke bekommen. Manche Veranstaltungen in Kooperation mit Hospizvereinen und Schulen waren wirklich toll. Ich habe aber auch schon an wirklich katastrophalen Events teilnehmen dürfen, teilnehmen müssen. Der springende Punkt ist meistens die Zusammenarbeit zwischen dem Klassenlehrer und dem Hospizverein. Sind der Klassenbesuch und das Thema Tod und Trauer gut vorbereitet, hat der Lehrer Bock drauf, dann werden die Aktionstage in der Schule, auch in der bestehenden Form, wirklich tolle und bereichernde Aktionen, die auch für die Kinder und Jugendlichen einen Mehrwert haben. Ist das nicht der Fall, dann wird es schwierig bis grenzwertig.

Eines meiner eindrücklichsten Erlebnisse war, als ich einmal mit meinem Gitarristen und einigen Mitarbeitern eines Hospizvereins eine »Klassen-Tournee« machte. Wir gingen an mehreren Tagen in insgesamt sieben Klassen, um von der Hospizarbeit zu erzählen. Mein Gitarrist und ich waren quasi als Showact dabei. Inhaltlich wurde das Ganze von den Hospizmitarbeitern organisiert. Die ersten Klassenbesuche verliefen ganz okay. Doch kam uns beim Betreten einer Klasse der Klassenlehrer direkt entgegen, verließ die Klasse fluchtartig und sagte lapidar nebenbei: »Könnte schwierig werden heute, letzte Woche hat sich ein Klassenkamerad das Leben genommen.« An dieser Stelle hätten wir die ganze Aktion eigentlich direkt abbrechen müssen, da weder die Klasse noch die Projektleitung oder ich als künstlerischer Act darauf vorbereitet waren, das Thema Tod und Trauer mit akut Betroffenen zu besprechen. Das wurde vonseiten der Verantwortlichen leider nicht getan, und so endete es meiner Meinung nach im Desaster.

Es gibt einen sehr großen Unterschied zwischen den Bedürfnissen von Menschen, die akut von Trauer betroffen sind oder nicht. Mein Buch ist auch nicht unbedingt ein Buch für Menschen, die gerade vor ein paar Tagen einen geliebten Menschen verloren haben. Für den einen oder anderen mag es passen, aber viele Menschen sind in dieser Phase so sensibel, so emotionalisiert, dass wir ihnen sprachlich und inhaltlich völlig anders begegnen müssen, als wenn wir mit Menschen sprechen, die sich selbst nicht oder nicht mehr akut in einer Trauerphase befinden.

Leider wurde damals auf die Situation der Klasse keine Rücksicht genommen. Für spontane Änderungen im Programm waren die Projektleiter nicht geschult worden, und so nahm das Elend seinen Lauf. Es endete mit einer Massenhysterie, bei der die komplette Klasse sich schluchzend und heulend in den Armen lag.

Ich finde es generell immer etwas peinlich, wenn Erwachsene etwas für Kinder oder Jugendliche machen. Mein Highlight in dem Bereich war, als in meiner damaligen Kindersendung des SWR, die ich ein paar Jahre moderierte, die Erwachsenen-Jazztanzgruppe aus Böblingen barfuß und mit Trommeln bewaffnet bei uns durchs Studio tanzte und ich dann hinterher sagen musste: »Toll! Wow! Wahnsinn.« Ganz besonders imposant war auch ein Kindermusical, in dem ein einziger erwachsener Mann alle Rollen spielte. Den Wind, das Wasser, den Himmel, die Sonne. Mir taten immer die Kinder leid, die das Ganze nüchtern ertragen mussten.

Warum können wir nicht gemeinsam mit jungen Menschen Angebote erarbeiten? Müssen wir auch da wieder ältere Ehrenamtler hinschicken, die nichts mit dem Erleben der jungen Generation oder junger Sterbender zu tun haben, geschweige denn sie begreifen?

Nochmals: Versteht mich bitte nicht falsch. Alter ist für mich keine Jahreszahl, es ist eine Geisteshaltung. Wenn Udo Lindenberg mit in die Klassen kommen würde, wäre das toll. Die Realität sieht nur einfach anders aus.

Ich möchte Medienprojekte mit den Superhelden-Buddys entwickeln, mit denen wir Kinder und Jugendliche dort abholen, wo auch ihre Interessen liegen. Songwriting-Workshops, Content Creation, Modedesign, Filmmaker-Tutorials – Angebote, die einen Mehrwert für die Kids und Jugendlichen haben. Jeder möchte coole Videos auf TikTok hochladen oder wie bei The Voice Kids singen. Wenn wir mit unseren Superhelden-Buddys also solche Projekttage anbieten, die sich alle thematisch mit Jimmy auseinandersetzen, dann können wir angstfrei, auf Augenhöhe und ohne Trauerstein mit den Schülerinnen und Schülern in den Austausch kommen. Auf diesem Wege werden wir auch den einen oder anderen Lehrer mehr begeistern können, der sich ansonsten von Jimmy überfordert fühlt und ihn aus dem Lehrplan, wo es nur geht, streicht.

Über die wichtige Aufgabe, Kinderhospizarbeit zu stärken, habe ich ja bereits in einem ganzen Kapitel geschrieben. Kinderhospize bieten Kindern und Jugendlichen mit einer lebensverkürzenden Krankheit die Möglichkeit, eine Zeit lang umsorgt und betreut zu werden. Sie sind eher Lebens- als Sterbebegleitung. Auch hier können Superhelden-Buddys unterstützen und helfen. Familien mit lebensverkürzend erkrankten Kindern stehen vor großen Herausforderungen. Der finanzielle und pflegerische Aufwand überfordert meist, und in vielen Fällen sind die Kinder und Jugendlichen auch körperlich eingeschränkt, was den Alltag immer noch weiter kompliziert. Barrierefreiheit ist immer noch keine Selbstverständlichkeit, und noch immer ziehen insbesondere behinderte Kinder mitleidsvolle Blicke auf sich.

Im Kinderhospiz sieht der Alltag anders aus. Er ist auf die Bedürfnisse der Kinder und Familien zugeschnitten. Viele Jugendliche, mit denen ich zusammenarbeite und die immer mal wieder ein Kinderhospiz im Laufe ihres Lebens besucht haben, empfinden die Zeit dort als eine schöne Zeit. Als eine normale Zeit, in der sie sich gerade nicht behindert fühlen konnten, da eine Behinderung dort zur Normalität gehört.

Ich weiß, dass alleine das Wort »Kinderhospiz« für viele Eltern mit einem Schrecken verbunden ist. In der Realität empfinden betroffene Eltern allerdings etwas anders. Niemand muss sein Kind in ein Kinderhospiz bringen. Vielmehr dürfen und können wir dies tun. Das ist ein großer Unterschied. Diese Einrichtungen und Häuser sind ein Segen für viele Familien, und das Leben mit einem behinderten Kind ist dort keine Last, sondern vielmehr eine ganz tiefe Freude.

Hinzu kommt, dass es Behinderungen gibt, über die wir uns fast gar nicht im Klaren sind. Die Behinderung, emotionslos zu sein. Die Behinderung, aggressiv zu sein. Ungebildet zu sein, kann auch in vielen Bereichen recht hinderlich sein. Ich darf in meinem Alltag erleben, dass ich viele körperlich behinderte Kinder und Jugendliche als äußerst glücklich wahrnehme. Dann wiederum kenne ich aus meinem Bekanntenkreis Kinder, die körperlich nicht eingeschränkt sind und schon bereits in der Grundschule vom Kinderpsychologen Antidepressiva verschrieben bekommen, da sie verhaltensauffällig, da sie unglücklich sind. Glück ist nicht von einem unversehrten Körper abhängig.

Was wir gesellschaftlich hinbekommen müssen, damit wir individuell und auch als Gemeinschaft glücklicher sein können, ist das Vorantreiben von Inklusion und Integration aller unterschiedlichsten Lebensweisen. Nur wenn wir uns gegenseitig respektieren, die Vor- und Nachteile der eigenen Inkarnation wahrnehmen und relativieren können, dann ist ein dankbares und glückliches Leben möglich. Hilfe dort spenden, wo wir sie geben können, und selbst annehmen, wo wir sie brauchen.

Und so würde ich die Superhelden-Buddys auch im Alltag als Unterstützer von benachteiligten Kindern sehen, die ein Stück das Lebensgefühl aus den Kinderhospizen hinein in den Alltag von betroffenen Familien tragen.

Und andersrum genauso viele Weisheiten und Glücksmomente der Kinder in die Mitte unserer Gesellschaft bringen, damit wir davon erfahren, lernen und uns einfach nur daran erfreuen.

KAPITEL 10

Wenn Kinder sterben

Für mich war es immer sehr tröstlich, wenn ich an dem Verlust eines geliebten Menschen irgendwann auch etwas Positives finden konnte. Sich aber selbst zu erlauben, überhaupt so einen Gedanken zu fassen, das erfordert Mut und Kraft. Denn naturgemäß möchten wir an einem schmerzlichen Verlust nichts Positives finden.

Doch dann lernte ich vor ein paar Jahren Petra, eine verwaiste Mutter, kennen, die der Verlust ihrer Tochter dazu veranlasst hatte, ihr Leben komplett neu zu gestalten. Sie hatte ihren Job verändert, lebte sehr unkonventionell und machte auf den ersten Blick einen recht glücklichen Eindruck. Sie sagte: »Natürlich würde ich alles hergeben, um meine Tochter wieder bei mir zu haben, aber ich bin ihr auch dafür dankbar, dass ich heute hier bin und so lebe, wie ich es tue. Das wäre ohne ihren Tod so niemals geschehen.«

Und da erlaubte ich mir zum allerersten Mal, auch einen solchen Gedanken zu fassen. Ich versuchte zunächst, irgendetwas Positives am Tod meines ersten Hundes Paula zu finden. Denn dieser Verlust war sehr schmerzlich. Und irgendwie schien es mir einfacher zu sein, als das etwa mit dem Vorangehen meiner Eltern zu versuchen.

Die zwei Dinge, die mir direkt einfielen, waren, dass ich zum einen flexibler wurde. Ich war ungebunden, und vor allem das Reisen wurde wieder wesentlich einfacher. Zum anderen hatte ich viel weniger Dreck zu Hause. Keine Hundehaare mehr. Ich musste nicht mehr jeden Tag saugen. Das war herrlich.

Diese beiden Konsequenzen zu denken, das erlaubte ich mir. Und dann dachte ich: Was mache ich jetzt damit? Wie kann ich diese schmerzliche Erfahrung in meinem Leben in etwas Positives transformieren?

Dass ich zu Hause nicht mehr so viel putzen musste, das war eine nette Nebenerscheinung, mehr nicht. Aber dass ich wesentlich freier war als zuvor, das war ein Geschenk. Ich empfand es als ein Geschenk von Paula, und es lag nun an mir, etwas damit anzufangen.

Und das tat ich. In den folgenden drei Jahren reiste ich einmal um die Welt. Ich besuchte jeden Ort, an den ich schon immer wollte: Das Casa Azul (Blaues Haus) von Frida Kahlo in Mexiko; ein Konzert von Sandra Bernhard in Chicago erlebte ich in der ersten Reihe; der Besuch eines indischen Astrologen in Neu-Delhi. Ich bereiste sechzig Länder auf den verschiedensten Kontinenten.

Eines Tages lief ich mit einem ganz offenen Herzen durch die Straßen von Manhattan, als mich auf einmal das Gefühl überkam, Paula liefe neben mir. Ich sagte damals tatsächlich laut: »Geil! Das Gefühl der Verbundenheit ist wieder da, aber ich habe keinen ziehenden Hund an der Leine.« Denn mit Paula durch New York zu spazieren, das wäre keine Freude gewesen. Aber auf diese spirituelle Weise waren wir zusammen in New York und hatten eine gute Zeit. Und da verstand ich auf einmal, was Petra damals meinte, als sie sagte, sie sei ihrer Tochter dankbar, auch für ihr Vorangehen.

Das sind subjektive Empfindungen und Erfahrungen. Mir ist schon bewusst, dass es für den einen oder anderen Menschen sehr schwierig nachzuvollziehen sein mag, dass ich die Anwesenheit meines toten Hundes spüren konnte. Das aber ist ein Phänomen, das mir auf all meinen Reisen, auf allen Kontinenten und in allen Kulturkreisen begegnet ist. Immer, wenn ich von einer ähnlichen Erfahrung sprach – denn ich hatte dieses Gefühl mehrfach –, kamen sofort ein bis zwei Personen auf mich zu, die sagten: Das hatte ich auch! Bei meiner Mutter, bei meinem Bruder, bei einer geliebten verstorbenen Person. Das höre ich auch oft in meinen Lesungen hier in unserem Kulturkreis. Es ist also kein total abgefahrenes Ding, das wir nur bekifft auf Goa erfahren können. Nein, das gibt es auch in Köln, in Wanne-Eickel und in Berlin.

Einige Jahre später hat es mich allerdings wesentlich mehr Überwindung gekostet, dem Tod meiner Mutter etwas Positives abgewinnen zu können. Ich hatte das Gefühl, es wäre gemein und unfair meiner Mutter gegenüber, wenn ich auch nur den kleinsten positiven Aspekt finden würde. Lange Zeit dachte ich, um dem Tod eines Verstorbenen gerecht zu werden, müsse ich dementsprechend viel und lange trauern und leiden. Ich empfand, dass mein Leid und mein Schmerz der Beweis für meine Zuneigung und Liebe waren.

Ich bin froh, dass ich im Laufe der Zeit für mich eine etwas andere Sicht finden und annehmen konnte. Heute glaube ich, ich schulde dem Verstorbenen gar nichts, genauso wenig, wie er mir etwas schuldet. Und wenn ich mich nun darüber freue, dass ich beispielsweise meine Weihnachtsfeiern zu hundert Prozent so gestalten kann, wie es mir entspricht, ohne auf die Wünsche und Erwartungen meiner Familie zu achten, ohne meiner Mutter gegenüber Rücksicht nehmen zu müssen, dann empfinde ich das als ein Geschenk.

In der Tat war das erste Positive, das ich am Tod meiner Mutter finden konnte, die Tatsache, dass beim Abendessen nicht mehr die Ketchupflasche auf dem Tisch stand. Meine Mutter und ich hatten komplett unterschiedliche Vorstellungen von einem schönen Dinner: Immer, wenn ich die Festtafel gedeckt und meinem Empfinden nach perfekt hergerichtet hatte, kam meine Mutter mit einer riesigen Ketchupflasche und stellte sie mitten auf den Tisch. Direkt neben die Maggiflasche. Es ist nur eine Kleinigkeit, die ich aber heute umso mehr feiere: keine Ketchupflasche mehr auf dem Esstisch!

Wenn nun ein Kind stirbt, ist es für die Eltern und Hinterbliebenen im ersten und auch zweiten Moment überhaupt nicht denkbar, diesem Sterben, diesem Zusammentreffen mit Jimmy irgendetwas Positives abzuringen.

Ich habe bei meinen Lesungen oft verwaiste Eltern im Publikum. Als ich zum ersten Mal von meiner Initiative »Superhelden fliegen vor« auch auf der Bühne erzählte, da hatte ich, um ehrlich zu sein, davor mehrere schlaflose Nächte. Denn im Leitbild der Initiative sage ich: Junge Menschen und Kinder, die früh versterben, sterben nicht durch einen Systemfehler, sondern weil es an ihrer Zeit war zu gehen, vorzufliegen. Sie fliegen vor und sind die Ersten im Ziel.

Allein all jene junge Sterbende als Superhelden zu bezeichnen, das hat mich anfänglich Überwindung gekostet. Insbesondere, da ich selbst keine Kinder habe und sicherlich nicht in Gänze nachempfinden kann, was es heißt, sein Kind zu verlieren. Und dann bekam ich die ersten Reaktionen von verwaisten Eltern auf »Superhelden fliegen vor«. Eine Mutter schrieb unter einem Foto ihres verstorbenen Sohnes bei Facebook: »Ich vermisse Dich jeden Tag, aber jetzt weiß ich: Superhelden fliegen vor.« Ein Vater, dessen Sohn nur einige Tage nach der Geburt verstorben war, schrieb mir unwahrscheinlich eindringlich, dass es für ihn so tröstend und befreiend sei, seinen Sohn nicht mehr als Opfer einer Krankheit, sondern als Superheld sehen zu dürfen.

Diese ganzen wirklich wundervollen Rückmeldungen haben mich überhaupt dazu ermutigt, auch dieses Thema mit ins Buch zu nehmen. Denn natürlich habe auch ich Angst, Menschen mit meinen Worten zu nahe zu treten, jemanden zu verletztten, eventuell mit meiner Sicht der Dinge komplett falsch zu liegen. Und sollte das deiner Wahrnehmung nach an einer Stelle der Fall sein, dann verzeih bitte. Denn nichts liegt mir ferner als das.

Das Sterben eines Kindes fühlt sich zunächst immer falsch an. Es gibt in uns allen diesen ersten Impuls, das Sterben eines Kindes als unnatürlich anzusehen. Denn zuerst sterben die Großeltern, dann die Eltern und erst dann die Kinder.

Ich habe wirklich Jahre gebraucht, um selbst gedanklich und gefühlsmäßig zu verstehen, dass die Länge eines Lebens nicht ausschlaggebend ist. Denn wir leben immer unsere persönlichen hundert Prozent. Für den einen sind hundert Prozent 98 Jahre, für den anderen 27 und für manche nur zwei Stunden.

Für mich war es immer sehr schwer zu erfassen, welchen Sinn ein kurzes Leben haben kann. Ich kann unter Umständen damit klarkommen, dass die persönlichen hundert Prozent nach achtzehn Jahren voll sind. Dann hat der Verstorbene eventuell wenigstens eine schöne Kindheit und Jugend erlebt. Vielleicht kann ich sogar akzeptieren, dass jemand mit drei Jahren die persönlichen hundert Prozent erreicht hat. Wenn wir davon ausgehen, dass die erlebten Erfahrungen im Leben zählen und nicht die Anzahl an gelebten Jahren, dann kann ich mir vorstellen, dass ein Kind im Alter von drei Jahren in einer ganz besonderen Familie bereits mehr Liebe erfahren haben mag als manch ein Achtzigjähriger sein ganzes Leben in einer Familie und Umgebung, die keine Liebe und Zuneigung kennt. Das kann ich noch begreifen. Aber was, wenn ein Kind direkt nach der Geburt stirbt? Was ist mit all diesen Sternenkindern?

Als ich mit Jimmy darüber sprach, sagte er:

»Aber Dada, der Sinn der Existenz eines Sternenkindes ist es ja, direkt nach der Geburt zu sterben. Bei diesen Leben liegen die Geburt und das Sterben so nah beieinander, dass es keinen Raum für negatives Erleben gibt. Diese Kinder werden in Liebe geboren, in Liebe für ein paar Stunden oder Tage getragen und dann in Liebe wieder aus diesem Leben verabschiedet. Das ist eine Form des Erlebens, die anders überhaupt nicht möglich und erfahrbar ist. Diese intensive Zeit der Liebe ist auf Dauer nicht durchzuhalten. Das ist ein Eltern-Kind-Erlebnis, das einfach so intensiv und besonders ist, dass es nicht über Jahre hinweg gelebt werden kann.

Und vergiss nicht: Das Leben, die Existenz beginnt nicht mit der Geburt. Du bist ja bereits im Mutterleib lebendig und hast eine Beziehung zu deinen Eltern. Deswegen kann sogar das Versterben im Mutterleib eine liebevolle Erfahrung sein.

Ich erlebe es so oft, dass ich Kindern im Mutterleib begegne, die zu mir sagen: ›Ich wollte einfach nur mal wissen, wie es ist, wenn ich mich im Mutterleib absolut geborgen fühle. Diese Erfahrung habe ich noch niemals erlebt. Jetzt weiß ich es, bin dankbar dafür und bereit, wieder zu gehen.‹«

Doch selbst wenn die Worte von Jimmy vielleicht sogar hier oder dort Trost spenden, bleibt der Schmerz über den Verlust eines Kindes doch real sowie extrem spürbar, und dem etwas Positives abzugewinnen unmöglich, oder?

Vielleicht müssen wir den Blickwinkel verändern und nicht das Kind als Geschenk für unser Leben ansehen, sondern umgekehrt die Eltern, die es auf seinem kurzen Weg begleitet haben, als Geschenk für das Kind betrachten. Denn mehr als das konnten die Eltern in dieser Situation einfach nicht tun. Außer das Kind zu lieben und es zu begleiten. In sich geschlossen, ohne dass unsere Erwartungen von außen auf das kleine Leben projiziert wurden, war es eine perfekte Existenz.

All das, was ich schreibe, sind Bilder. Auch das Bild der Superhelden ist ein Bild, um das Unerklärliche erklärbar zu machen. Um unser Leben und unser Sterben zu verstehen.

Jedes einzelne Aufeinandertreffen mit Jimmy ist, von oben betrachtet, so klein, und, aus der eigenen Perspektive betrachtet, so groß. Das kann doch nur heißen, dass das Erleben an sich, die Erfahrung von Leid, die Erfahrung von Liebe, auch gleichzeitig den Sinn des Ganzen darstellt. Damit wir von unseren Erlebnissen berichten können. Damit wir so unser kollektives Bewusstsein erweitern. Damit wir Lieder und Gedichte darüber schreiben. Damit wir darüber reden.

Wenn wir diesen schmerzhaften Erfahrungen etwas Sinn geben wollen, müssen wir sie teilen. Lasst uns über das, was ich hier geschrieben habe, diskutieren. Gebt mir recht, gebt mir unrecht. Erzählt von euren Erfahrungen, von eurem Erleben, von eurem Schmerz.

Denn dann kann vielleicht in Zukunft jemand anderes darauf zurückgreifen. In der Zeit seiner Not bewusster mit der Situation umgehen. Die Erfahrung bewusster erleben.

Für Eltern eines jeden Kindes, egal wie alt, bleibt es eine einmalige Erfahrung, das eigene Kind ins Leben gebracht und aus dem Leben heraus begleitet zu haben.

Und für das Kind, egal ob es zwei Stunden, achtzehn oder dreißig Jahre auf dieser Erde verweilt haben mag, bleibt es eine einmalige und sicherlich sehr dankbare Erfahrung, sein Leben lang, vom ersten bis zum letzten Atemzug, liebevolle Eltern an seiner Seite gehabt zu haben.

KAPITEL 11

Wenn Eltern sterben

Dass Eltern sterben, ist für viele wahrscheinlich eine Form von Jimmy, die wir am ehesten akzeptieren und begreifen können.

Generell herrscht in unseren Köpfen ja noch die allgemeingültige Denkweise, dass es der natürliche Lauf der Dinge sei, dass wir quasi generationsweise sterben. Also zunächst die Urgroßeltern, dann die Großeltern, dann die Eltern usw.

Das ist aber auch wieder ein menschengemachter Irrtum. Das ist die Reihenfolge, die für uns die logischste wäre. Es ist aber mitnichten eine natürliche. In der Natur ist es so, dass auch Jungtiere in der freien Wildbahn gefressen werden und vor ihren Eltern sterben. Blumen werden auch wahllos gepflückt, Käfer ohne Rücksichtnahme aufs Alter zertreten. In der Natur gibt es diese Hierarchie, dieses Recht auf ein Sterben im Alter nicht.

Genauso ist es auch bei uns Menschen.

Wenn Eltern sterben, dann ist dies für jeden von uns ganz unabhängig davon, wie nah wir unseren Eltern standen oder nicht, eine Zäsur. Es ist ein Lebensereignis, das unser zukünftiges Leben prägen wird. Für viele von uns sind die Eltern wie ein Back-up. Sie sind ein sicherer Hafen, und wenn alles schiefgehen sollte im Leben, dann können wir immer wieder in diesen Hafen zurück, etwas Warmes essen, schlafen und uns wieder sammeln. Manchmal sind es einfach nur 100 Euro, die wir uns pumpen, manchmal ist es der Arschtritt, den wir brauchen, und manchmal einfach nur eine Umarmung.

Das Wichtigste für viele von uns an unseren Eltern ist: Sie sind da.

Wenn Eltern früh sterben, dann empfinden wir das häufig als ungerecht. Denn uns wird, anders wie bei anderen, dieser sichere Hafen genommen, und wir haben noch so viel eigenes Leben vor uns.

Ein Bekannter von mir ist Mitte fünfzig, beide Elternteile leben noch, sie selbst sind Mitte siebzig, und wenn ich sie gemeinsam sehe, dann ist mein Bekannter auch mit Mitte fünfzig immer Kind, sobald seine Eltern dabei sind. Seine Eltern empfinden immer noch Fürsorge ihm gegenüber, obwohl er ein erfolgreicher Künstler und selbst Familienvater ist. Er kann sich auch gar nicht vorstellen, dass seine Eltern irgendwann nicht mehr da sein werden. Das gesamte Leben hat er im Bewusstsein, »da ist jemand, der auf mich aufpasst«, gelebt. Und doch wird auch er irgendwann einmal diese Sicherheit nicht mehr haben. So wie wir alle.

Aber ist es nicht auch ungerecht, dass manche von uns diese Sicherheit bereits früh verlieren und sich dann alleine durchs Leben kämpfen müssen? Wäre es nicht viel besser, schöner und gerechter, wenn wir alle unsere Eltern bis ins hohe Alter bei und mit uns hätten?

Ich glaube nein.

Zum einen, ich sagte es bereits eingangs, gibt es diese Form eines Anspruchs auf ein langes Leben nicht. Und dann müssen wir differenzieren: Unser Verhältnis zu unseren Eltern ist vielschichtig. Nicht für jeden von uns wäre es ein Segen, wenn die Eltern uns ein Leben lang begleiten würden. Für viele ist der Verlust der Eltern in jungen Jahren auch eine gute Schule, um Schwierigkeiten und Hindernisse der Zukunft bewältigen zu können.

Der Tod der Eltern ist ähnlich wie die Geburt von Geschwistern. Da gibt es nicht den perfekten Zeitpunkt. Es gibt aber auch keinen falschen. Diese Ereignisse prägen unser Leben einfach auf verschiedene Arten und Weisen, je nachdem, wann sie stattfinden.

Auch ein Leben lang mit der Trauer um die verstorbene Mutter, dem verstorbenen Vater leben zu müssen, leben zu dürfen, kann eine Bereicherung für das eigene Leben darstellen.

Am Rande von Dreharbeiten unterhielt ich mich erst letztens mit einer Mitte fünfzigjährigen Producerin, die schon sehr früh, im Teenageralter, ihre Mutter verloren hatte. Sie sagte: »Ich trauere auch heute noch. Ich heule sogar manchmal heute noch. Und doch weiß ich, dass dieser Verlust mir dabei geholfen hat, meinen Weg zu gehen. Da kam nämlich einiges auf mich zu, und durch den Verlust meiner Mutter war ich gewappnet. Aber vermissen tu ich sie trotzdem.«

In einem anderen Gespräch mit einer sehr jungen Frau, sie war Anfang zwanzig und hatte vor drei Jahren ihre Mutter von einem Tag auf den anderen verloren, erzählte sie mir, wie ihre ganzen Zukunftspläne durch dieses Ereignis ins Wanken geraten sind. Sie stellte ihr Studium, ihre Berufswahl, ihre gesamte Zukunft infrage und hatte auf einmal das Bedürfnis, Jimmy viel mehr Raum in ihrem Leben zu geben und wahrscheinlich sich auch beruflich Jimmy sowie der Begleitung von Sterbenden und Trauernden zuzuwenden. Ich sagte ihr: »Siehst du, und genau das ist vielleicht etwas Positives, das der frühe Tod deiner Mutter mit sich bringt. Denn die Fragen, die du dir jetzt stellst, die würdest du dir auch in zehn, zwanzig oder dreißig Jahren stellen. Du würdest wahrscheinlich auch dann dein Leben infrage stellen und es verändern und neu justieren wollen. Dann wärst du aber selbst wesentlich älter. Heute liegt noch dein ganzes Leben vor dir, und du kannst diese Erfahrung des Sterbens deiner Mutter mit in deine Zukunftsplanung einbeziehen. Und so wird deine Mutter ganz automatisch ein Teil deines neuen Lebens, das es ohne ihr Sterben ja so niemals gegeben hätte.«

Auch für mich war der frühe Verlust meiner Eltern eine Richtungsänderung im Leben. Mein Vater starb, als ich 25 war. Er war fünfzig. Ich bin da einfach so hineingeraten. Ich hatte mich zuvor mit Jimmy nicht differenziert auseinandergesetzt. Die Frage nach dem Ursprung unserer Existenz hingegen, das ist, seitdem ich denken kann, eine Frage, die sich mir immer schon stellte. Allerdings hatte ich, bis ich Jimmy kennenlernte, immer versucht, meine existenziellen Lebensfragen durch Gott und mithilfe von Religionen zu erklären und zu verstehen. Die für mich wirklich wichtigen Antworten fand ich dann dadurch, dass ich einmal die gesamte Welt bereiste und Jimmy überall mit hinnahm.

Als mein Vater an Krebs erkrankte, war ich gerade in Miami, und es stellte sich mir die Frage, ob ich direkt wieder nach Deutschland zurückreisen sollte. »Krebs«, dachte ich, »ja, haben viele. Das muss nichts heißen.« Und in der Tat blieb ich zunächst in den USA, um die OP meines Vaters abzuwarten, durch die wir mehr über seinen Gesundheitszustand erfahren sollten. Ich ging davon aus, dass ein Anruf kommen würde: »Alles ist gut. Es wird schon wieder.«

Und doch fiel mir genau zu dieser Zeit in Miami das Buch *One Day My Soul Just Opened Up* von Iyanla Vanzant in die Hände. Ich erwähnte sie bereits. Besser gesagt, das Buch fand mich. Ich lese nicht sonderlich viel. Ich wurde kürzlich wirklich gefragt, welchen Roman ich zuletzt gelesen habe, und ich konnte nur *Pizza-Bande* als Antwort geben. Das ist tatsächlich das letzte fiktionale Buch, das ich gelesen habe. Da war ich etwa vierzehn, glaube ich.

Aber jenes Buch von Iyanla wurde in der Sterbensphase meines Vaters zu meiner Bibel. Am Ende jedes Kapitels gibt es freie Seiten, auf die die eigenen Gedanken geschrieben werden können. Ich schrieb alles voll. Irgendwann reichten die freien Seiten nicht mehr aus, und ich begann, in ein kleines Extrabuch zu schreiben. Gedanken, Gedichte, Songtexte. Im Großen und Ganzen entstand daraus mein erstes Buch *Vom Leben und Sterben.*

Als dann in Miami der zu erwartende Anruf nämlich kam, hieß es: »Gar nichts ist gut, die Ärzte geben ihm maximal noch sechs Monate.« Sechs Monate Leben. Was machen wir mit sechs Monaten Leben? Vor allem, wenn wir überhaupt nicht auf Jimmy vorbereitet sind? Meine Familie und ich waren es nämlich wirklich nicht. Ich flog zurück nach Deutschland und war auf einmal inmitten meiner ersten Sterbebegleitung.

Die Hoffnung stirbt zuletzt. Das ist so ein dahergesagter Satz. Ein mancher mag sagen: eine Plattitüde. Wenn wir dann aber einen Menschen vor uns haben und diesen einen Moment miterleben, in dem die Hoffnung stirbt, dann wird dieser Satz ganz real.

Ich durfte das bereits mehrfach miterleben. Bei meinen Eltern. Meine Mutter starb 2011 – ebenfalls an Krebs. Beide starben in meinem alten Kinderzimmer zu Hause. Und beide hatten diese Hoffnungsphase, die sogar ein wenig spirituell daherkam. Meine Mutter beispielsweise hatte auf einmal Engelfiguren auf dem Nachttisch stehen und wollte Fern-Reiki bekommen. Es gab eine gewisse Phase, in der sie glaubte, diese Krankheit sei ein Lernprozess, damit sie jene Spiritualität erfahren könne. Als ihr Gesundheitszustand sich aber doch nicht besserte, da landeten die Engel ganz schnell wieder im Müll, und ihre Hoffnung starb.

Die Frage ist ja: Die Hoffnung worauf stirbt? Muss es immer die Hoffnung auf eine Genesung sein? Oder fokussieren wir uns vielleicht ganz einfach mehr darauf, wie wir Jimmy konkret begegnen wollen? Warum gehen wir nicht einfach auf Jimmy zu und klopfen an seine Tür? Warum schauen wir nicht ganz einfach nach, wie er lebt?

Die Hoffnung darauf, dass das Aufeinandertreffen mit Jimmy eine Freude sein kann, dass der letzte Tag ein guter sein wird, diese Hoffnung muss nicht sterben. Darauf können wir bis zur letzten Sekunde hoffen. Das Hoffen auf eine vollständige Genesung, quasi darauf, nicht sterben zu müssen, das ist eine Hoffnung, die von vornherein zum Scheitern verurteilt ist.

Als mein Vater starb, da war er mein Held. Ich stellte überall Bilder von ihm auf, zündete Kerzen für ihn an. Ich idealisierte ihn. Alles, was vor seinem Sterben nicht optimal zwischen uns gelaufen war, das spielte jetzt für mich keine Rolle mehr. Er war viel zu früh verstorben, so dachte ich, das allein machte ihn für mich zum Helden.

Ich hatte unsere Beziehung eigentlich nie von außen betrachtet. Ich habe meine Kindheit nie analysiert. Und Jimmy durch meinen Vater nahezukommen, das war für mich ein großes Geschenk. Wahrscheinlich das größte und wichtigste Geschenk, das ich je von meinem Vater erhalten habe. So wurde er für mich zum Helden stilisiert.

Bevor er krank wurde, war unsere Beziehung nicht von allzu großer Nähe oder Sympathie geprägt. Generell war die Beziehung zwischen meinen Eltern keine optimale. Aber als Kind empfand ich das als normal. Heute würde ich die Beziehung als toxisch bezeichnen. Nichtsdestotrotz lief die Sterbephase sehr harmonisch ab. Meine Eltern führten sogar ein klärendes Gespräch auf dem Sterbebett meines Vaters. Soweit ich mich erinnere, dauerte es sieben Minuten. Das spricht für sich.

Ich wuchs schon früh aus meinem Kindsein heraus. Diese Eltern-Kind-Rolle, die ich eingangs beschrieb, die des sicheren Hafens, habe ich in dieser Form nicht erfahren. Ich fühlte mich eigentlich immer für alles verantwortlich und war deshalb auch während der Sterbephase meines Vaters wie ein Projektleiter. Ich organisierte die Besuche seiner Geschwister, informierte alle Freunde über den Gesundheitszustand und verbrachte sehr viel Zeit am Bett meines Vaters. Schon damals fand ich es spannend, jemandem während des Sterbens zuzusehen und zu wissen: Das werde auch ich einmal erleben.

Es waren drei sehr intensive Monate. Ich arbeitete damals beim Fernsehen als Moderator, und glücklicherweise konnten wir die Produktion so verlegen, dass ich die gesamte Sterbensphase zu Hause sein konnte. Erst zwei Tage, bevor mein Vater starb, musste ich für zwei Drehtage kurz zurück nach Stuttgart. Als ich mich von meinem Vater verabschiedete, saß er aufrecht und recht munter im Bett und aß einen Joghurt. Ich dachte, ich würde ihn noch mal wiedersehen. Aber er starb wenige Stunden zuvor, bevor ich zwei Tage später wieder zurückkehrte.

Auch das sehe ich im Nachhinein als Geschenk an. Dieses Ganze erleben, die folgende Trauer und auch die rückblickende Auseinandersetzung mit der Beziehung zu meinem Vater, die sollten mir noch einiges abverlangen. In dem Moment, in dem er starb, auch anwesend gewesen zu sein, das hätte der eine Punkt zu viel sein können, um damit klarzukommen.

Ich sehe zurückschauend eine perfekte Komposition, als hätte Jimmy diesen Sterbeprozess wie ein Musikstück komponiert. Sodass jeder seinen perfekten Platz darin findet. Dieses Empfinden sollte ich noch bei vielen weiteren Sterbeprozessen haben können. Der frühe Tod meines Vaters, das intensive Kennenlernen Jimmys war und ist für mich bis heute eine Bereicherung meines Lebens.

Ein paar Monate nachdem mein Vater gestorben war, brach ich zu einer sechswöchigen Rucksacktour durch Thailand auf. Allein. Und ich war vorher noch nicht einmal allein im Kino gewesen. Es wurde die Reise meines Lebens. Viele weitere sollten folgen. Reisen wurde meine Religion. Jimmy wurde mein Travel-Buddy.

So sehr wir eventuell auch den sicheren Hafen vermissen, wenn unsere Eltern sterben, so sehr werden wir aber auch in das wahre Leben geschmissen. Die Nabelschnur wird unwiederbringlich gecuttet.

Es ist ein Gefühl, das ich nur als das Schubsen eines jungen Vogels aus dem Netz beschreiben kann. Er weiß nicht, was ihn erwartet, er weiß noch nicht einmal, dass er des Fliegens fähig ist. Und doch stürzt er sich voller Vertrauen in die Luft, und beide, seine Mutter und er, vertrauen darauf, dass alles gut gehen wird, sie vertrauen darauf, dass er fliegen kann. Dass er allein fliegen kann.

Ich weiß nicht, wie es in euren Familien aussieht, aber im Alltag meiner Familie damals, zum einen im Zusammenleben meiner Eltern, aber auch später im Zusammenleben meiner Mutter mit ihrem neuen Lebensgefährten, da gab es wirklich viele Bereiche, die mir persönlich nicht entsprachen. Und ich kenne viele Freunde von mir, denen es ähnlich geht. Welches Weihnachtsfest ist wirklich so, wie wir es aus dem TV oder aus Disney-Kinofilmen kennen? Ich fand unsere Familienfeste immer amüsant, wenn ich sie als Zuschauer, nicht als Beteiligter hätte betrachten können. Aber ein Teil davon zu sein, meine Lebenszeit so zu verbringen, das war schon nicht immer einfach.

Als meine Mutter starb, ich erwähnte es bereits, da sagte ich spontan: »Ab heute kommt bei mir nie wieder die Ketchupflasche auf den Tisch.« Aus meiner Sicht war es immer störend, wenn eine Festtafel gedeckt war und dann die Ketchupflasche mitten in das Ganze platziert wurde. Es gab rückblickend tausend Dinge, die ich mitmachte, an denen ich aber keine Freude hatte. Das alles nicht mehr erleben zu müssen, empfand ich nach dem Tode meiner Mutter wiederum als Geschenk. Ich konnte machen, was ich wollte. Seitdem bin ich der, der ich bin, ohne mich erklären zu müssen. Ganz ehrlich: Ich fühlte mich nach ihrem Sterben frei. So empfinde ich das auch heute noch.

Ich habe mir nie gewünscht, dass meine Eltern sterben. Ich hätte alles dafür getan, dass sie gesund werden. Aber vermisse ich sie? Nein. Nicht mehr, als ich sie zu ihren Lebzeiten vermisst habe. Ich vermisse diesen sicheren Hafen, den andere haben und den ich nie hatte. Den hätten sie mir aber auch nicht schenken können, egal, wie lange sie gelebt hätten. Und das ist auch nicht schlimm. Denn diese Erfahrung ist einfach nur ein Teil von mir. Und so sind auch meine Eltern noch heute Teil meines Lebens. Durch das, was ihnen an mir gelungen ist, und durch das, was ihnen nicht gelang.

Es war sicherlich nicht einfach für meine damals neunzehnjährige Mutter, mich als Kind zu haben. Für meinen Vater war es nicht bedeutend einfacher. Ich stamme aus einer absoluten Fußballerfamilie. Mein Cousin war Profifußballer, und in dem Jahr, als er mit seiner Mannschaft die Deutsche Meisterschaft gewann, entschloss ich mich, als Teenager Ballettunterricht zu nehmen. Das wird eine große Freude für meinen Vater gewesen sein. Aber sie haben mich immer machen lassen, auch wenn sie mein Leben nicht verstanden.

Heute lebe ich zu hundert Prozent so, wie ich es möchte. Mein Leben heute hat äußerlich nichts mit dem Leben meiner Eltern zu tun. Hätte ich mich so entfalten können, wenn sie noch lebten? Nein. Von daher kann ich von ganzem Herzen heute sagen: Danke! Danke, dass ihr so früh gestorben seid.

Ich bin ebenfalls dankbar, diese Begleitungen und dieses Erleben bereits hinter mir zu haben. Nachdem meine Mutter gestorben war, hatte ich das Gefühl: Okay, ich habe beide begraben. Wir sind quitt. Alles, was jetzt noch kommt, ist Bonus.

Wenn Eltern alt werden, alt sterben, ist die Situation nämlich noch mal eine ganz andere. Eltern werden zu Pflegefällen, die Positionen verändern sich, auf einmal brauchen die Eltern diesen sicheren Hafen, und die Kinder sind dafür verantwortlich, ihnen ebendiesen zu bieten. Oder nicht?

Schulden wir unseren alten Eltern, dass wir unser eigenes Leben zurückstellen und im Alter unsere Aufmerksamkeit ihrem Wohlbefinden widmen? In welchem Maße ist das machbar? Und sind wir schlechte Kinder, wenn wir auf die Pflege unserer Eltern einfach keine Lust haben?

Ich hätte jetzt in meinem Alltag keine Lust dazu. Ich kann das sagen, da ich nicht in diese Situation kommen werde.

Nach dem Tod meiner Mutter lebte meine andere Oma noch, die Mutter meiner Mutter, und ich hatte direkt nach der Beerdigung meiner Mutter natürlich den Impuls zu sagen: »Oma, du kannst gerne auch zu mir nach Köln kommen, ich kümmere mich um dich.« Ich kümmere mich wirklich gerne. Mir macht das Spaß. Aber meine Oma war einfach keine nette Frau. Das habe ich schon während der Sterbephase meiner

Mutter recht deutlich gespürt. Viel mehr als in den Jahren zuvor. Wir trauen uns ja auch nicht zu sagen: Meine Oma ist 'ne Bitch. Aber das war sie. Und ich bin so froh, dass ich diese Verantwortung nicht übernommen habe.

Ich möchte an dieser Stelle einfach jedem, der alte Eltern hat und von dem auch in gewisser Weise erwartet wird, diese ganz selbstverständlich zu pflegen und das eigene Leben dafür zurückzustellen, all jenen möchte ich sagen: Ja macht das, wenn es euer Leben bereichert. Wenn ihr Freude daran habt.

Ich persönlich empfinde das nicht als Verpflichtung. Zunächst sind unsere Eltern verpflichtet, so wie ich es in Kapitel 2 beschrieben habe, für ihr eigenes Sterben vorzusorgen. So wie jeder dies seinen Kindern zuliebe für sich selbst tun sollte. Und dann müssen wir unsere Familie, unsere Eltern, Geschwister, jeden so behandeln, als seien wir nicht mit ihnen verwandt. Wenn es nette Menschen sind, die unser Leben positiv bereichern, dann werden wir uns ganz automatisch um all jene kümmern wollen.

Ich war letztens auf einen Kindergeburtstag eingeladen, der Junge wurde zwölf. Wir saßen alle im Garten, grillten, und als seine Mutter den dritten Wein intus hatte, da sagte sie, neben ihren beiden Söhnen stehend, laut zu ihrem Mann: »Schatz, wenn wir keine Kinder hätten, was ginge es uns gut.« Sie versuchte das dann noch etwas zu erklären, als sie bemerkte, dass beide Söhne das sehr wohl mitbekommen hatten: »Klar, ihr seid toll, wir sind ja auch froh, euch zu haben. Nur rückblickend meine ich, man weiß ja nicht, was auf einen zukommt.« Na dann, Prost!

Ich kann dieser Frau gar keinen Vorwurf machen. Wahrscheinlich hätte sie wirklich besser keine Kinder bekommen sollen. Nicht jede Frau ist eine Mutter. Aber wir können dann auch nicht später von ihren Söhnen verlangen, dass sie eine moralische und gesellschaftliche Verpflichtung ihren Eltern gegenüber haben, diese zu pflegen, im Alter für sie da zu sein. Geschweige denn, all jenen Kindern und Jugendlichen das zu sagen, denen in der Familie eine Form des Missbrauchs angetan wurde. Und das sind nicht wenige!

Und doch wird sich der Großteil von uns natürlich dafür entscheiden, den Sterbeprozess der Eltern und auch die Zeit des Altwerdens zu begleiten. Es ist für viele von uns ja jener Weg, der auch vor uns liegt.

Auf der anderen Seite gibt es immer mehr Singlehaushalte, immer mehr alternative Familienformen und auch immer mehr Menschen, die keine Kinder bekommen.

Unsere Gesellschaft hat sich hier bereits verändert. Das alles ist bereits geschehen. Was wir uns noch nicht trauen, ist dies auch öffentlich und wertfrei zu diskutieren. Aber nur so können wir Angebote schaffen, die hinterher auch für die Menschen greifen, für die sie gedacht sind. So unterschiedlich, so individuell, wie es Familien gibt, so vielfältig müssen in Zukunft auch die Angebote im Pflegebereich und in der Sterbebegleitung sein.

Das ist die einzige Verantwortung, die wir als Gesellschaft, als Sohn und als Tochter gegenüber unseren Eltern haben.

Wie du dieser Verantwortung gerecht werden kannst, ist im Grunde ganz einfach: Finde eine Haltung und sprich darüber. Sprich mit deinen Eltern über Jimmy, sprich mit deinen Eltern über ihr Sterben.

KAPITEL 12

Wenn Tiere sterben

Ohne meinen Hund Frida würde es meine Initiative »Superhelden fliegen vor« nicht geben. Ohne Frida würde es auch dieses Buch nicht geben. Denn so locker ich auch von meinem Erleben und meiner Zeit mit Jimmy schreiben mag, so anstrengend können sich manche Tage gestalten, an denen mir meine Verluste und meine eigene Sterblichkeit klar werden und ganz bewusst sind.

Was ergibt schon Sinn, wenn alles vergeht? Ich schreibe hier in meinem Buch u. a., dass alles gleich viel wert ist, dass nichts von größerer Bedeutung ist als etwas anderes. Welchen Sinn ergibt es dann, sich überhaupt anzustrengen? Warum sollten wir uns überhaupt in irgendeinem Lebensbereich bemühen?

Und dann blicke ich auf Frida, wie sie, ohne irgendeinen Sinn zu hinterfragen, lebt und bedingungslos immer wieder aufs Neue liebt. Sinnlos lieben, darum geht es. Zu lieben und zu leben ist wie pinkeln. Es einfach nur zu tun, muss der Sinn darin sein. Wir pinkeln ja auch einfach nur, um zu pinkeln. Und so muss es auch mit dem Leben und der Liebe sein. Das Leben und die Liebe einfach fließen lassen und sich an dem befreienden Gefühl erfreuen.

Im Laufe der letzten Jahre hatte ich oft den Impuls aufzuhören. Aufzuhören, Menschen mit Jimmy zu belästigen. Aufzuhören, von ihm zu schreiben und zu singen. Mit Social Media aufzuhören. Ich sage sehr oft, dass ich mir ein glückliches Leben als Souvlakiverkäufer an irgendeinem Strand mit zwei Flaschen Rotwein, einem Stück Käse und einfach nur meinem Hund vorstellen könnte.

Im Grunde bin ich Nomade. An einem Ort, in einem Land längere Zeit zu verweilen, das liegt mir einfach nicht. Um so eine Initiative aufzubauen, braucht es allerdings Zeit. Dazu braucht es ein Netzwerk, dazu braucht es Kontakte und Verbindungen innerhalb eines räumlich begrenzten Umkreises. Es hilft meiner Initiative mit Sitz in Berlin derzeit nicht viel, wenn ich den Geschäftsführer des thailändischen Hospizverbands kennenlerne.

Ohne Hund wäre ich wahrscheinlich schon längst wieder in irgendeinem Land unterwegs und hätte so eine langfristige Bindung wie die Gründung einer Initiative nicht durchgezogen. Deswegen ist es zu einem großen Teil Frida zu verdanken, dass es die Superhelden gibt. Denn unsere Beziehung ist so speziell, kompliziert und schön, dass ich zum größten Teil auf das Reisen verzichte und für meine Verhältnisse fast schon sesshaft geworden bin. Ich sage auch immer, solange Frida noch lebt, bleibe ich hier in Deutschland. Denn ich bin mir ihrer Sterblichkeit komplett bewusst und plane bereits jetzt mein Leben allein und ohne sie.

Der Verlust meines ersten Hundes Paula war für mich sehr schmerzhaft und ein traumatisches Erlebnis, da ich sie durch einen Unfall verlor. Ganz ohne darauf vorbereitet zu sein.

Es ist in Lesungen immer sehr amüsant, wenn Menschen, die mein Buch kennen, sagen: »Ihre Mutter hatte so einen schönen

Namen, und dass Sie ihr das Buch gewidmet haben, ist einfach so eine schöne Geste.« Auf der ersten Seite meines Buches steht: Für Paula. Das habe ich damals intuitiv geschrieben und mir gar nichts dabei gedacht. Wenn mich heute Leute fragen: »War denn der Verlust deines Hundes schlimmer für dich als der deiner Mutter?«, dann kann ich das gar nicht direkt verneinen. Vielleicht war er das. Warum auch nicht?

Für mich war meine Beziehung zu Paula bis zu ihrem Tod wohl die größte Liebesgeschichte meines Lebens. Ein Freund brachte Paula aus Spanien mit, als sie ungefähr acht Wochen alt war. Er fragte, ob ich ein paar Tage auf den kleinen Hund aufpassen könne, da er versuchen wolle, eine geeignete Familie für ihn zu finden. Ich selbst wollte keinen Hund. Schon damals liebte ich es zu reisen; ich verbrachte die Hälfte meiner Zeit in den USA, und mir war ganz klar, dass mit meinem Lebensstil ein Haustier nicht zu vereinbaren war. Und dann krabbelte dieses kleine Wesen auf mich drauf, leckte mir durchs Gesicht und schlief ganz zufrieden zwischen meinem Hals und meiner rechten Schulter ein. Und da war es vorbei. Auch ich schlief ein, und als ich wieder aufwachte, wusste ich, dass ich fortan bei jedem Aufwachen dieses kleine Wesen sehen wollte. Von jenem Tag an sollten wir für die nächsten vier, fünf Jahre unzertrennlich sein.

Im Oktober 2006, ich hatte Jimmy gar nicht mehr so auf dem Schirm, da sollten er, Paula und ich uns zu einem ungewollten Date treffen.

Es war ein wirklich glasklarer, sonniger Sonntagmorgen. Schon damals arbeitete ich sehr gerne von Starbucks aus oder hockte stundenlang mit meinem Laptop in anderen Cafés und schrieb. Paula fand das, genauso wie Frida heute, wesentlich spannender, als mit mir alleine im Homeoffice abzuhängen. Als wir kurz vor elf in mein damaliges Lieblingscafé, dem Woyton, kamen, war sehr wenig Betrieb. Ich baute meinen Laptop auf und holte mir erst einmal einen Earl-Grey-Tee und den Wassernapf für Paula.

Drei Freunde von mir kamen gerade von der Greenkomm, einer After-Hour-House-Party, die direkt in einem Club gegenüber stattfand. Es gab ein kurzes Hallo, einer von ihnen spielte mit Paula, aber der Drogenkonsum der drei hatte noch immer seine Wirkung, und so war ein echtes Gespräch nur eingeschränkt möglich. Also unterbrach ich ganz kurz das morgendliche Geplänkel und blickte zu Paula, die keine zwei Meter links von mir stand. Unsere Blicke trafen sich ein letztes Mal. Da spürte ich auf einmal ein großes Unwohlsein. Ich schrieb dies zunächst den noch immer auf Drogen kommunizierenden Freunden von mir zu. Doch es war mehr als das. Schon öfters, bevor jemand starb, hatte ich eine Ahnung davon gehabt. Bei meinem Vater war das so, ein paar Wochen, bevor er mit Krebs diagnostiziert wurde. Ich war im Auto auf dem Heimweg und fuhr von der Autobahn herunter, als ich inmitten einer Kurve auf einmal zu weinen begann. Ich wusste nicht warum, aber ich wusste, es hatte etwas mit meinem Vater zu tun. Wie damals bei meinem Vater hatte ich auch diesmal eine Ahnung. Eine Ahnung von dem, was geschehen würde.

Ich drehte mich wieder meinem Kumpel zu, mit dem ich immer noch im Gespräch war. Ein weiterer Gast betrat das Woyton und ließ die Eingangstür weit aufstehen. Zwei Sekunden später blickte ich zur Tür und sah, wie Paula wie vom Blitz getroffen, als hätte ich einen Ball oder einen Stock geworfen und gerufen: »Los, lauf!«, geradewegs auf die Straße lief. Ich sah noch, wie sie von einem kleinen Auto erfasst wurde, und wusste sofort, dass ab nun nichts mehr so sein würde, wie es einmal war.

Ich rannte direkt hinterher. Sie lag regungslos auf der Straße, äußerlich unverletzt. Dafür bin ich noch heute so unendlich dankbar. Dass ich meinen kleinen Hund einfach so aufheben und von der Straße tragen durfte. Ich kniete mich direkt vor das Woyton auf den Gehsteig. Paula lag in meinem Arm, ganz ähnlich, wie sie es auch an unserem allerersten Abend getan hatte. Ich dachte immer wieder nur: Das kann doch jetzt nicht passiert sein. Und ich fühlte diese Hilflosigkeit, das Geschehene nicht ungeschehen machen zu können. Es sammelten sich die Freunde von mir auf dem Gehweg, die Belegschaft des Woyton kam heraus, und alle standen um uns herum. Ich rief einer Passantin zu: »Rufen Sie einen Krankenwagen!«, was sie auch direkt tat.

Dann hörte ich ein leises Stöhnen und alles war vorbei. Ich selbst realisierte dies noch nicht. Ich sagte immerzu: »Paula, wir fahren jetzt zum Arzt, alles wird gut.« Das muss wohl einige Minuten so gegangen sein. Irgendwann kam einer meiner Freunde zu mir und sagte: »Du, die Paula braucht keinen Arzt mehr.« Ich schubste ihn völlig wütend weg und schrie: »Verpiss dich!« Dann blickte ich an mir hinunter und bemerkte, dass Paula sich komplett ihrer Körperflüssigkeiten entledigt hatte.

In dem Moment traf mit Blaulicht der Krankenwagen ein. Der Notarzt bahnte sich den Weg durch die nunmehr vielen Freunde und Bekannten von uns und fragte in die Runde: »Wo ist denn der Patient?« Ich blickte nur kurz hoch und sagte: »Hier! Können Sie mir bitte sagen, ob mein Hund noch lebt?« Als er näherkam, um ihren Puls zu fühlen, überkam mich eine Riesenpanik, und ich sagte nur: »Bitte, tun Sie ihr nicht weh!«, aber er entgegnete nur recht sachlich: »Also, der Hund ist tot.«

Mittlerweile saß auch der urkölsche Fahrer des Unfallwagens neben mir auf dem Boden und sagte immerzu: »Junge, Junge, dat tut mir su leid, äwer ich kop dir ene neue!«

Es war wohl der schlimmste und auch gleichzeitig der schönste Moment meines damaligen Lebens gewesen. Es lag weder Groll noch Streit oder irgendetwas Negatives in der Luft. Auch ich war komplett frei von Schuldzuweisungen oder Wut. Ich war einfach nur unendlich tieftraurig, und dennoch voller Liebe. Auf einmal schloss sich der Kreis, und ich wusste, es ist gut so.

Und dann begannen die schwersten Tage meines bisherigen Lebens.

Ich weiß, es mag komisch klingen, nachdem ich zu dem Zeitpunkt auch schon meinen Vater und Freunde von mir verloren hatte. Aber meinen Hund nicht mehr am Hals spüren und im Arm halten zu können, hat mich zerrissen.

Die schlimmste Zeit, das waren die Tage direkt danach, als ich keine Erklärung finden konnte, wie und vor allem warum das alles geschehen war. Es war für mich in Trauerphasen immer wichtig, dem Ganzen einen Sinn geben zu können. Und es ergab für mich keinen Sinn, dass Paula einfach so geradewegs auf diese Straße lief. Derartiges hat sie wirklich immer nur dann gemacht, wenn ich sie gerufen hatte oder während wir gemeinsam spielten.

Ein paar Tage nach diesem Sonntag versuchte der eigentlich absolut unspirituelle Partner meiner Mutter, mir Trost zu spenden, indem er sagte: »Ach weißte, da stand Gott auf der anderen Straßenseite und hat gesagt: Los, Paula, komm! Und da ist sie halt losgerannt.«

Da hat es bei mir klick gemacht und ich wusste, ja, so ist es tatsächlich geschehen. Gott stand dort und hat sie einfach gerufen. Somit hat sich Paula in vollstem Vertrauen auf den Weg begeben und ist glücklich, wie sie es war, einfach vors Auto gelaufen. Fast wie ein Suizid mir zuliebe. Damit ich wieder reisen, damit mein Leben eine andere Richtung einschlagen und ich all dies erfahren konnte.

Im Nachhinein fand ich ihren Abgang perfekt. In einem Song, den ich über Paulas Sterben schrieb, heißt es:

Als sie ging, da ging sie mit 'nem BANG
Mörder weinten und Blinde konnten sehen
Als sie ging, da gab es Applaus
Der Vorhang fiel und die Lichter gingen aus!
Nimm meinen Dank
Es war ein Fest
Wir soffen alles leer
Es gibt keinen Rest
Und das, was du an mir getan
Das tue ich nun anderen an.

Wenn Tiere sterben, ist das genauso ein Zusammentreffen mit Jimmy, wie es ein jedes Zusammentreffen von Jimmy mit Menschen sein kann.

Denn bei der Trauer, die wir empfinden, kommt es nicht auf unser Familienverhältnis zu demjenigen an, der vorangeht, oder darauf, ob es sich um einen Menschen oder um ein Tier handelte. Es kommt auf die Beziehung an, die wir zueinander hatten, und welche Rolle dieses Lebewesen in unserem Alltag spielte.

Geliebte Rituale, bestehende Abläufe, ganz einfach das Zusammensein nicht mehr zu haben und daran nichts ändern zu können, das war für mich in Trauerphasen immer am schwersten auszuhalten. Das ging mitunter bis hin zu körperlichem Leiden. Ich spürte körperliche Schmerzen aufgrund meiner Trauer.

Wenn ich mir heute Frida angucke, dann finde ich besonders den Aspekt unserer Beziehung spannend, dass ich mit großer Wahrscheinlichkeit ihren letzten Atemzug miterleben werde.

Dieser Gedanke ist in Bezug auf meine Freunde und Menschen, die ich liebe, viel schwieriger. Aber bei Frida ist es klar, dass sie wahrscheinlich keine zehn Jahre mehr leben wird. Und ich plane aktiv die Zeit, in der ich sie nicht mehr haben werde.

Das ist bisher mein natürlichster Umgang mit Jimmy. So habe ich das noch nie erleben dürfen, und ich finde es irgendwie schön. Es ist ganz so, als würde ich die Zeit nach einem Studium planen oder nach dem Abschluss eines beruflichen Projekts.

Ich kann mich sogar auf diese Zeit freuen, obwohl Frida mein bisher wichtigster und längster Wegbegleiter in meinem Leben ist. Auch meine engsten Freunde sind nicht rund um die Uhr bei mir. Der Hund schon. Wir verbringen 24 Stunden am Tag gemeinsam, und ich richte meinen Alltag nach ihr.

Es ist mir wichtig, dass sie ein gutes Leben hat. Und ich wünsche mir, dass es auch ein schönes Sterben für sie wird. Dass ich dankbar dabei sein darf, mit ihr und Jimmy noch einen Schnaps auf die gemeinsame Zeit trinke und diesen Kreis dann schließe, um etwas Neues zu beginnen.

KAPITEL 13

Wenn wir alt sterben

Danke Hannelore Elsner! Immer wieder habe ich von alten Prominenten gehört, dass das Leben im Alter nichts Positives zu bieten hat. Cher sagt unermüdlich immer wieder: »There is nothing better than when I was 40.« Alfred Biolek sagte in einem seiner letzten Interviews: »Es gibt bestimmt etwas, das im Alter besser ist, mir fällt nur gerade nichts ein.« Cher sagte dann auch noch weiter: »I am not wiser than when I was young.«

Der Gedanke, dass ich im Alter weiser werde und nicht wie mein zwanzigjähriges Ich Seifenblasen hinterherjage oder mich ständig verknalle, das war bisher für mich immer das Positive am Altwerden. Ich dachte, diese Weisheit gibt uns dann einen ganz wundervollen Frieden und eine wohltuende Entspanntheit, die wir so vorher niemals hatten.

Und dann kommt Cher und sagt, wir werden nicht weiser im Alter. Und dann habe ich gestern auch noch den Fehler gemacht, auf Madonnas Instagram-Account zu gehen. Und da glaubte ich es fast wirklich. Wir werden nicht weiser im Alter. Madonna sieht mittlerweile aus wie ein Alien. Ein sechzehnjähriger Alien, aber ein Alien.

Aber was dann? Bleiben wir einfach genauso bescheuert, wie wir es schon immer waren? Verfällt einfach nur unser Körper immer mehr, und unsere Freunde sterben langsam um uns herum weg?

Hannelore Elsner sah das anders. Sie sagte: »Es wird immer besser, einfach immer besser. Jetzt ist mir noch mehr egal, was die Leute denken, und es ist herrlich. Deshalb hoffe ich auch, dass ich unendlich lange lebe.«

Danke!

Zwischenzeitlich dachte ich, dass es naturgemäß bei sehr erfolgreichen Menschen so sein muss, dass sie das Alter als wenig attraktiv erachten, da der Vergleich zu früheren Jahren eine solch große Fallhöhe aufweist. So wie es vielleicht auch bei Alfred Biolek war. Er war der große Showmaster in Deutschland, auf Du und Du mit allen Stars, ein richtiger Lebemann. Was kann einem dann das Alter noch groß an Mehrwert bieten?

Aber wenn dann eine so sinnliche Frau wie Hannelore Elsner das Leben im Alter als lebens- und liebenswert ansieht, es feiert, noch lange nicht zu Ende gelebt haben will und für mich persönlich bis zuletzt eine ganz große, fast kindliche Lebensfreude ausstrahlte, dann scheint das Alter doch auch eine lebenswerte Lebensphase sein zu können. Ach ja, da gibt es ja auch noch Mick Jagger, Udo Lindenberg, Maren Kroymann und viele andere Individualisten, die, so wie es scheint, das Leben noch lieben, leben und rocken. Im Alter.

Aber lieben sie es trotz des Alters, oder gibt es tatsächlich irgendetwas, das im Alter besser wird? Und wie müssen wir Pflegeheime und Hospize zukünftig auch für diese neue, alte Generation anders aufstellen?

Wie sieht es aktuell aus?

Ich habe mal eine Zeit lang direkt neben einem Pflegeheim gewohnt. Und wenn ich beim Vorbeigehen in die Fenster sah, da sah ich eigentlich in jedem Fenster in Gedanken meine Oma dort sitzen. Meine Oma war Vollzeit-Oma. Ich weiß nichts über diese Frau, außer dass sie Oma war. Sie trug immer das gleiche Outfit, bzw. alle Outfits sahen gleich aus, und eigentlich stand sie immer nur auf dem Balkon und winkte, wenn Besuch kam und wieder fortging.

Äußerlich und auch auf ihren Alltag bezogen hat sich bei ihr zwischen ihrem 50. und 70. Lebensjahr meines Wissens nichts verändert. Sie hatte auch kaum Bedürfnisse oder äußerte diese zumindest nie. Wir konnten sie eigentlich ganz gut einfach in einer Ecke parken, WDR 4, das Schlagerradio, einschalten, und gut war. Und genau solche Menschen vermutete ich also auch in dem Pflegeheim next door.

Ich habe mir ja immer gewünscht, meine Oma würde heimlich irgendwo einen Puff betreiben oder Flüchtlingen über irgendeine Grenze helfen. Oder dass sie eine getarnte FBI-Agentin sei und so ein unscheinbares Leben führen muss, um nicht aufzufallen, da sie sonst uns alle in Lebensgefahr bringen würde.

Aber ich glaube, so war es nicht. Sie war einfach eine Oma so wie viele andere Omas auch. Und ich setzte mein Leben lang Altsein mit Omasein gleich. Also, wenn ich alt sein werde, dann werde ich wie meine Oma einen Balkon haben und winken. Da das jetzt aber noch so gar nicht unmittelbar bevorzustehen scheint, denke ich ja auch immer noch, ich sehe aus wie zwanzig, ja gut, wie 29, aber alt bin ich ja noch lange nicht.

Und dann kam das erste Sommerfest von besagtem Pflegeheim, neben dem ich wohnte. Im Innenhof wurden Tische aufgestellt, es gab Kuchen und Grillgut, ja, sogar Bier. Alles, was sich alte Menschen wünschen. Sie werden das ganze Jahr über in irgendeiner Ecke von uns allen geparkt, und dann im Sommer dürfen sie einen Sonntag lang raus, dann geht es in den Innenhof, und es gibt eine Party.

Es war tatsächlich ein Sonntag, und ich saß in meiner Küche, die dem Pflegeheim abgewandt war, und genoss einen kleinen Aperitif, als ich durch meinen Garten hindurch Musik vernahm. Sie kam aus dem Innenhof des Pflegeheims. Ich freute mich und dachte noch: Ach, so ein paar alte Schlager mal wieder zu hören, das wäre doch echt toll. Von meinem Balkon aus würde ich die Musik wahrscheinlich richtig gut hören können. Also nahm ich meinen Drink und wollte mich in die Sonne und auf den Balkon setzen. Die Musik wurde immer lauter. Ich wollte heraushören, welcher Song dort lief. Rex Gildo? Nee, doch schon etwas moderner, bestimmt Helene Fischer. Ach nee, doch nicht. Und dann erkannte ich den Song.

Es war »Rhythm is a Dancer« von Snap.

Mir wurde innerhalb von einer Millisekunde so was von übel. Ich hatte wirklich körperliche Auswirkungen, als ich den Song erkannte. Ich machte die Balkontür zu, ließ die Rollläden runter, ging zurück in die Küche und brauchte erst mal einen Schnaps. Zusätzlich.

Scheiße, »Rhythm is a Dancer« im Altersheim. Das geht einfach nicht. Das ist so gemein. Das meine ich ernst. In so einem Pflegeheim, so wie ich es tagtäglich wahrnahm, mit diesen geparkten Menschen, in so einem Altersheim Snap zu spielen, das geht nicht. Denn das bedeutet ja, dass da Leute drinsitzen, die fast gar nicht so viel älter sind als ich. Das wiederum zeigt, dass das Angebot in Pflegeheimen heute noch genauso ist wie vor zwanzig, dreißig Jahren, wie für meine Oma. Nur die Musik hat sich geändert.

Jetzt könnt ihr euch selber fragen, ihr, die mit mir auf der ersten Loveparade wart, all diejenigen, die sich auf der »Mayday« Pillen eingeschmissen haben, all diejenigen, die mit mir zu »Rhythm is a Dancer« im Tarm-Center auf der Box getanzt haben: Wollen wir bei Grillwurst und Kuchen in einem Innenhof sitzen, um hinterher wieder geparkt zu werden, oder feiern wie die Mayday 7.0? Ernst gemeinte Frage!

Ich will alt werden wie Hannelore Elsner.

Altwerden muss für die kommende Generation attraktiver werden.

Ich meine, wer gerne bei einer Schnabeltasse Asti-Spumante Bingo spielen will, der kann das gerne tun. Aber, Leute – ich spreche jetzt mal alle Singles, alle Individualisten, alle Künstler, alle Banden-Chefs der Hells Angels an: Wenn wir im Alter halbwegs so leben wollen, wie wir es gewohnt sind, wie wir es lieben, wie wir es uns ausgesucht haben, dann müssen wir jetzt sofort aktiv werden.

Ich rede nicht davon, dass wir jetzt alle rumrennen und Pflegeheime bauen. Wir müssen zunächst erst mal rumrennen und Cher einsperren. Nur weil Cher mit Mitte vierzig schon die erste Midlife-Crisis hatte, können wir nicht so tun, als sei das Alter etwas nicht Genießbares. Wir müssen das Alter neu bewerten. Das beginnt bei einem jeden von uns. Damit müssen wir anfangen. Das ist eine Verantwortung, die wir heute tragen. Vor allem auch all jene, die das Image des Alters mitprägen.

Wenn wir heute von alten Menschen sprechen, so denken wir immer noch an die Kriegsgeneration. Die Menschen jener Generation waren aber kollektiv traumatisiert. Das war eine in vielen Fällen zutiefst depressive Generation. Meine Oma stand ja nicht die ganze Zeit auf dem Balkon, weil sie es wollte, sondern weil auch sie traumatisiert war und mit sich nichts anderes anzufangen wusste. Ich wünsche ihr in ihrer jetzigen Inkarnation so sehr, eine ganze Lebenszeit Frieden erleben zu dürfen. Ich wünsche ihr so sehr, dann bis ins hohe Alter als Edelprostituierte in Paris zu arbeiten, dass sie sich dann mit 96 in einen 37 Jahre jüngeren Mann verliebt und sich kurz vor ihrem 97. Geburtstag aus Liebeskummer das Leben nimmt. Das wünsche ich ihr so sehr.

Aber ich schweife ab.

Der kompletten Kriegsgeneration wurde ihre Individualität genommen. Sie hatte halt überlebt. Das war, was zählte. Aber wem von uns reicht es heute noch, einfach nur zu überleben? Die Generation der heute Siebzigjährigen ist die erste Nachkriegsgeneration, die so frei, so gut versorgt, so individuell wie noch nie zuvor leben kann. Mit siebzig können wir noch leben wie mit zwanzig, sofern die Gesundheit es zulässt. Andererseits gibt es auch Zwanzig-, Dreißig-, Vierzigjährige, die körperliche Einschränkungen haben, die krank sind. Von daher darf das nicht der einzige zu bewertende Faktor sein.

Wir können Sex haben, saufen, feiern, schreiben, reisen, denken und gestalten, bis wir tot umfallen. Vor noch ein paar Jahrzehnten, da war mit fünfzig Schluss. Da sind wir auf dem Feld tot umgefallen.

Wir müssen es nur wollen und ein paar Segel in die richtige Richtung setzen. Wer arbeitet heute denn noch auf die Rente hin? Um seinen Lebensabend zu genießen? Wer macht das wirklich noch? Ich schreibe für Freigeister, Penner, Alkoholiker, Hausfrauen, Priester, Nutten. Die machen das alle nicht.

Und ich schreibe für Hannelore Elsner.

Denn sie ist es, an der wir uns orientieren sollten. Wir müssen uns bei jeder Einweihung eines Pflegeheims fragen: Was würde Hannelore Elsner sagen, würde es ihr gefallen, würde sie hier leben wollen? Und wenn die Antwort NEIN sein sollte, dann reißt die Hütte wieder ab und baut es neu. So lange, bis wir Hannelore Elsner auf der Terrasse des Hauses sitzen sehen, in einem Adidas-Trainingsanzug, rauchend und Gedichte lesend.

Letztens wurde ich im Rewe auf ein Magazin für ältere Menschen aufmerksam. Es hieß *Silberherzen* oder so. Auf dem Cover war ein »älteres« Ehepaar Anfang sechzig zu sehen, beide mit weißgrauem Haar. Das Design erinnerte an die *Apotheken-Umschau*. Das versteht sich ja von selbst, da alt sein ja immer mit krank sein, Krankenhaus und Apotheke einhergeht.

Ich bin dafür, dass wir Alterszahlen komplett abschaffen. Was sagt unsere Alterszahl generell schon aus? Nicht die aneinandergereihten Jahre machen uns zu dem, der wir sind, die aneinandergereihten Erfahrungen tun dies.

Ich bekomme immer wieder einen Anfall, wenn in Zeitungsartikeln, bei Wikipedia etc. als Hauptelement, der Geburtsort, das Geburtsjahr und natürlich immer ganz wichtig, der bürgerliche Name steht. Ich fände den IQ wesentlich interessanter. Warum können wir nicht ganz einfach neue Parameter zur Bewertung eines Lebens finden?

Wenn wir hören, jemand ist 25, 56, 72 Jahre alt, Jahre jung, dann ordnen wir die Person direkt ein. Der eine hat noch keine Erfahrung, der andere ist nicht mehr belastbar, der eine wiederum sexuell aktiv, der andere nicht. Boom! Alles innerhalb von einer Sekunde.

Das Leben ändert sich schneller, als wir unsere Denkmuster ändern. Wir kommen nicht mehr hinterher, da wir zum einen in einer kontinuierlichen, megaschnellen, fortschrittlichen Welt unterwegs sind und doch sehr bequem und ohne große Anstrengungen unseren Alltag bewältigen, indem wir auf »Vorgedachtes«, auf bestehende Denkmuster zurückgreifen.

Was wir jetzt tun müssen, ist das Alter neu zu definieren. Shakira und Jennifer Lopez versuchen das bereits für uns alle, indem sie sich einfach komplett runderneuern haben lassen und jetzt allen Frauen über fünfzig suggerieren, sie müssten aussehen wie dreißig.

Wir müssen fett werden dürfen. Wir müssen andere Bedürfnisse haben dürfen, als wie wir sie mit zwanzig hatten. Wir müssen weiser werden dürfen. Wir müssen anders werden dürfen. Anders als alle anderen. Es geht nicht darum, unsere Jugend wie den allerletzten Kaffee so lange mit Wasser zu strecken, bis er als Kaffee nicht mehr zu erkennen und zu schmecken ist. Wir müssen echt neuen Kaffee kochen. Und der schmeckt anders als der zuvor. Und vielleicht ja sogar besser. Alles ist in Bewegung, alles ändert sich. Nichts bleibt.

Was wir jetzt brauchen, sind neue Dating-Apps, bei denen das Alter keine Rolle spielt und die persönlichen Interessen sowie die Lebensverhältnisse im Mittelpunkt stehen. Wir brauchen neue Clubs, neue Partyreihen, die nicht »Ü-Irgendwas-Partys« heißen, sondern bei denen wir andere Gemeinsamkeiten als nur das Alter haben. Als würden alle, die im selben Alter sind, auch dieselben Interessen haben.

Klar, ich finde es auch toll, wenn ich nicht immer wieder erklären muss, wer Grace Kelly war, oder wenn meine ewigen Zitate aus dem Denver-Clan direkt verstanden werden. Aber wenn ich mir meine Praktikanten anschaue, alle Anfang zwanzig, dann wissen die nicht, wer Ina Müller ist. Wenn ich mit Menschen aus einer anderen Blase als der meinen spreche, dann weiß niemand, wer Tim Fischer ist. Viele von euch wahrscheinlich auch nicht. Dafür kenne ich keinen einzigen aktuellen Fußballspieler.

Ich wollte vor Corona zur Weihnachtszeit mit einem Kumpel in Köln 'n paar Kölsch trinken gehen. Wir suchten uns dafür ein

Brauhaus direkt am Kölner Dom aus. Es war Weihnachtsmarkt, und wir hatten schon den einen oder anderen Glühwein getrunken. Deshalb fiel uns wahrscheinlich auch nicht auf, dass an diesem Abend eine geschlossene Gesellschaft das Brauhaus gemietet hatte. Wir gingen einfach ganz selbstverständlich an der Security vorbei und wurden auch nicht aufgehalten. Es gab alles umsonst und ein ganz wunderbares Buffet zur Selbstbedienung. Das Buffet war bereits eröffnet. Die meisten Gäste aßen, und es gab nur noch ganz wenige freie Plätze. An einem einzigen Tisch gab es zwei Plätze nebeneinander. Die waren perfekt. Es waren lange Sitzreihen und an diesem Tisch ungefähr dreißig Gäste. Wir setzten uns und sagten nett »Hallo« in die Runde.

Zunächst wurde recht freundlich zurückgegrüßt, doch dann machte sich etwas Verwirrung breit. Meine Empathie leidet manchmal unter Alkoholeinfluss. Ein netter Mann mit einer Fortuna-Köln-Jacke kam dann doch recht hastig auf uns zu und wies uns darauf hin, dass wir am Spielertisch der Weihnachtsfeier von Fortuna Köln sitzen würden. Wir mussten die Veranstaltung letztendlich doch verlassen.

Was ich damit sagen will, ist einfach, dass es viele Leute in meinem Alter gegeben hätte, die die Spieler von Fortuna Köln erkannt hätten. Dass es ganz viele unterschiedliche Komponenten gibt, um quasi zu einem Team, zu einer Gemeinschaft dazuzugehören. Das Alter ist nur eine Möglichkeit und keine ausschließliche.

Wer von uns lebt noch in der Stadt, in der er groß geworden ist? Wer hat noch Kontakt zu seinen gleichaltrigen Schulkameraden? Unsere Lebensläufe sind flexibler geworden. Dementsprechend müssen wir auch dafür sorgen, dass wir zukünftig flexibel und autark, selbstbestimmt und mit Freude am Leben älter werden können.

Denn die Alternative zum Altwerden ist, jung zu sterben. Es kann ja nicht sein, dass beides scheiße ist.

Und wenn wir gerne alt werden wollen, wie wollen wir dann alt sterben? Sterben, wenn wir also nicht von einem Tag auf den anderen aus unserem Leben herausgerissen werden, sondern sich das Leben ganz langsam und bewusst verändert. Wenn sich der Körper ganz bewusst und offensichtlich verändert. Was für ein Sterben soll das sein? Wenn Freunde vor einem sterben. Wenn wir nicht mehr den gesammelten Stress des Alltags um uns haben. Wenn wir bei manchen Dingen körperlich nicht mehr hinterherkommen. Wenn der Geist versagt.

Mir wurde letztens von einer Frau erzählt, die dement geworden war. Sie wohnte in einem schicken Vorort von Köln und war vor ihrer Erkrankung Hochschulprofessorin gewesen. Jetzt hatte sie nur noch wenige lichte Momente. Sie konnte auch ihren Stuhlgang nicht mehr kontrollieren und trug deshalb die meiste Zeit eine Windel. Als sie nun mal für ein paar Minuten unbeaufsichtigt war, trug sie einen tragbaren CD-Player vor ihr Haus, legte Modern Talking auf und tanzte mit einer vollgeschissenen Windel im Vorgarten zu »Cheri, Cheri Lady«. Die Nachbarschaft war entsetzt. Auch jener Freund von mir, der mir das Ganze berichtete, sagte: »Es ist so traurig. Früher war sie Professorin, und jetzt muss ihr der Hintern abgeputzt werden.«

Ich konnte das wirklich nicht verstehen. Ich verstehe diesen Gedanken nicht.

Jeden Tag hebe ich die Haufen von meinem Hund auf. Frida kackt einfach mitten auf die Straße, und ich darf es ganz selbstverständlich wegmachen. Schämt sie sich deswegen? Nein! Im Gegenteil. Sie ist voller Stolz, freut sich und bekommt von mir eine Belohnung. Wenn es mir jetzt nichts ausmacht, die Haufen von meinem Hund wegzumachen, warum sollen wir uns dann schämen, wenn mal jemand uns beim Stuhlgang unterstützen muss. Was bitte sehr ist daran beschämend? Es ist ja auch keine große Leistung zu kacken. Also irgendwas, worauf ich stolz sein müsste, dass ich es alleine kann. Das kann doch jeder.

Ich muss ehrlich sagen, ich finde den Gedanken, eines Tages mit einer vollen Windel in einem Vorgarten zu stehen und zu »Cheri, Cheri Lady« zu tanzen, befreiend. Nach so einer Form der Freiheit sehnen wir uns doch alle. Zu tanzen, als ob niemand zusähe. Nichts darauf zu geben, was die Nachbarn sagen. Ja, sich selbst durch eine volle Windel nicht vom Tanzen abhalten zu lassen. Großartig!

Hannelore Elsner wurde in dem bereits angesprochenen Interview auch gefragt, wann sie denn aufzuhören gedenke. Das hatte nichts mit ihrer damals noch nicht bekannten Krebserkrankung zu tun, die Reporterin bezog sich einzig und allein auf ihr fortgeschrittenes Alter. Das Herrliche an Hannelore Elsner war, dass sie die Frage nicht verstand. Sie fragte dementsprechend zurück: »Aufhören, womit? Zu leben, zu lieben, ich zu sein?«

Wir müssen unser Leben anders denken. Wir müssen so denken, dass wir manche Fragen einfach nicht verstehen. Da wir sie selbst so noch nie gedacht haben. Wenn wir unser Leben so gestalten, dass es uns entspricht, wenn wir das, was wir tun, lieben, warum sollten wir dann aufhören?

Tina Turner hat sich mit siebzig komplett von der Bühne zurückgezogen. Aber nicht, weil sie dachte, sie dürfe in diesem Alter nicht mehr auf die Bühne, sondern weil sie noch mal etwas anderes erleben wollte. Nicht immerzu auf Tournee zu sein, nicht reisen zu müssen, zu Hause zu sein, Ruhe zu haben.

Alt werden, alt sterben kann so individuell aussehen, wie unser Leben es sein kann. Wir können unser Leben jeden Tag neu gestalten. Am besten immer so, als wäre es der letzte. Sich seiner eigenen Endlichkeit bewusst zu sein, kann dabei helfen, auch das Leben irgendwann loszulassen. Denn wenn alles gesagt, alles erlebt ist, was sollen wir dann bereuen?

Das einzige Gestaltbare im Leben, das ist der Moment. Der Moment hat kein Alter. Es ist immer nur jetzt. Ganz bewusst wurde mir das durch die Begleitung von Sterbenden. Durch das Bewusstsein, dass auch mein Leben in jedem Moment vorbei sein kann. Dass es noch eher vorbei sein kann, als das Leben derer, die ich begleite.

Ich habe mir sehr früh im Leben gesagt, dass ich jeden Abend so ins Bett gehen möchte, dass ich auf meiner To-do-Liste nichts offen habe. Ich schaffe das immer wieder, mal mehr, mal weniger. Aber wenn ich es schaffe, dann befreit mich das ungemein. Es bringt vieles in die Balance, vertreibt die Angst vor Jimmy und verbündet mit anderen, die sich ihrer Endlichkeit bewusst sind.

Lasst uns alt sterben. Lasst uns jung sterben. Lasst uns im Bewusstsein dessen vergehen, dass alles nur im Moment geschieht. Sei es mit 23, 67 oder 104.

Wenn der Moment des Sterbens da ist, ist er für uns alle gleich. Wir haben keinen Koffer, der gewogen wird und von dessen Gewicht wir ablesen können, wie reich und wertvoll unser Leben war.

Wir haben nur diesen einen Moment. Der Weg dorthin ist für jeden ein anderer. Wenn wir mehr Wegbereiter sind als einfach nur Wanderer, wenn wir neue Wege finden, für jeden von uns ein gutes Sterben zu ermöglichen, so kann dieser letzte Moment für uns alle eine angenehme, eine schöne, eine einmalige und bereichernde Erfahrung sein.

KAPITEL 14

Jimmy, Dada und der Suizid

Das Schreiben eines neuen Buches ist immer auch eine Entdeckungsreise zu den eigenen Bewertungen, Überzeugungen und Glaubenssätzen.

Mir war mein enger Bezug zu Jimmy immer bewusst. Aber habe ich auch eine Beziehung zum Suizid? Der Mann einer Freundin hat sich vor Jahren das Leben genommen. Da war ich sehr nah dran. Wir hatten noch, kurz bevor er Suizid beging, gemeinsam meinen Geburtstag gefeiert. Ich hätte niemals vermutet, dass er suizidale Gedanken hegte, dass er lebensmüde war, dass er einen Suizid plante.

Auch meine Freundin hat von alledem nichts geahnt. Ich erlebte ihre absolute Verzweiflung, ich musste miterleben, wie ihr Umfeld sie als Ehefrau naturgemäß für den Suizid verantwortlich machte und wie schwer die Zeit der Trauer, gepaart mit einem sehr ausgeprägten Schuldgefühl, für meine Freundin wurde.

Das war bisher für mich mein engstes und ich dachte auch einziges Aufeinandertreffen von Jimmy, Dada und dem Suizid.

Ist das Thema Suizid überhaupt ein Thema, das wir besprechen müssen, oder betrifft das nicht nur depressive Menschen, einige wenige, die mit ihrem Leben nicht klarkommen?

Was ist mit meinen eigenen suizidalen Gedanken? Gibt es sie, und wenn ja, muss ich diese ernst nehmen? Oder hat diese Gedanken jeder?

Wenn ich ganz genau zurückdenke, dann gab es im Bekanntenkreis meiner Eltern bereits einen Suizid, als ich noch in der Grundschule war. Wir waren zu der Zeit mit der ganzen Familie im lokalen Fußballverein aktiv, und ein junger Spieler, Carl, etwa um die zwanzig, nahm sich damals das Leben, indem er sich in der Garage einschloss und das Auto laufen ließ.

An den Abend, an dem sein Tod bekannt wurde, kann ich mich noch erinnern. Nicht mehr so sehr an einzelne Tatsachen und Begebenheiten, dafür aber an die Gefühle, die aufkamen: Schock, Trauer, Ratlosigkeit. Und natürlich wurde auch zwischen meinen Eltern ganz direkt die Frage gestellt: Warum hat er das gemacht, wer hat Schuld?

Bei uns im Dorf war die Antwort verhältnismäßig naheliegend, da sich etwa zwei Wochen vor dem Suizid die Freundin von Carl getrennt hatte.

Für mich war es schon immer schwierig zu glauben, dass ein losgelöstes Ereignis zu einem Suizid führen kann. Dann müssten ja alle Menschen nach einer Trennung ähnliche Gedanken haben. Aus meinen eigenen Trennungen kann ich aber bestätigen, dass die Zeit nach einer ungewollten Trennung oftmals eine ganz wunderbare Zeit ist. Leicht und frei und gar nicht schwer, zumindest wenn der erste Schmerz überwunden ist.

Kann also überhaupt irgendjemand am Suizid eines anderen Menschen schuld sein? Ich habe Jimmy dazu befragt, denn bekanntlich ist er ja immer der Erste vor Ort.

»Ich kenne keine Schuld. Für mich ist jedes Sterben einfach nur der Übergang von hier nach dort, und ich versuche, so gut es geht zu unterstützen. Die Menschen wünschen sich oft, mich und das Sterben eines geliebten Menschen zu verstehen. Deshalb arbeite ich auch von Herzen gerne an diesem Buch mit, damit der eine oder andere meine Beweggründe besser versteht und so glücklicher leben kann.«

Ich frage nie nach dem Warum. Warum hat der siebenjährige Junge Krebs, warum hat der Autofahrer nicht in den Rückspiegel geguckt und den Radfahrer übersehen, warum hat Carl Suizid begangen? Es ist für mich einfach, wie es ist.

»Es ist, was es ist«, das sagt nicht nur die Liebe, das sagt auch Jimmy.

Müssen wir den Suizid also vielleicht neu bewerten? Müssen wir überhaupt immer alles bewerten?

Wir bewerten ständig und überall. In jeder TV-Show werden Punkte vergeben. Immer ist einer besser bzw. schlechter als ein anderer. Kann es überhaupt in Lebensfragen eine richtige, eine ultimativ gültige Bewertung geben?

Ich habe bereits vor Jahren aufgehört, Bewertungen meines Lebens und auch meiner Arbeit abzufragen. Natürlich war mir früher wichtig, dass meine Freunde und Familie die Lieder, die ich schreibe, mögen. Dass sie sie als schön und gut bewerten. Nach einem Konzert im Jahr 2015, in dem ich zum ersten Mal auch auf Englisch sang, kamen die unterschiedlichsten Menschen auf mich zu. Die eine Hälfte sagte: Bleib lieber bei den deutschen Liedern. Die sind authentischer, die gehen ans Herz. Die andere Hälfte sagte: Die englischen Songs sind viel besser als die deutschen. Da spürt man deine Liebe zur englischen Sprache, und du singst viel befreiter. Das war für mich der Moment, in dem mir bewusst wurde, dass Bewertungen immer viel mehr über den Bewerter aussagen als über das zu bewertende Objekt.

Umso bemerkenswerter ist es, dass bei der Bewertung des Suizids wir uns wiederum fast alle einig sind: Das ist für Hinterbliebene die schlimmste Art zu sterben, das ist das moralisch Verwerflichste, das geschehen kann.

Hier kommen alle Kriterien zusammen, die zu einer schlechten Bewertung führen: das ethische Fehlverhalten und das mutmaßlich vorhanden gewesene Leid des Verstorbenen, die Schuld des Umfelds und in den meisten Fällen die dramatischen Umstände des Todes, also wie sich der Verstorbene das Leben nahm.

Für die Hinterbliebenen eines Suizids stellen sich die Bewältigung und die Trauer in der Tat als große Herausforderung dar. Denn auch sie bewerten. Sie haben nicht nur mit dem Verlust des Verstorbenen zu kämpfen, sondern bewerten auch das eigene Verhalten. Wo hätte ich etwas merken müssen? Warum konnte ich nicht helfen? Warum musste so etwas in unserer Familie geschehen? Und wie blickt nun die Gesellschaft auf uns?

Ich habe mal in einem Buch, ich weiß nicht mehr, von wem es war, es kann sogar ein Elisabeth-Kübler-Ross-Buch gewesen sein, ich habe also mal gelesen, dass Menschen, die Suizid begangen haben, vom Übergang ins nächste Leben, ins Nirvana, ins Leben danach ausgenommen sind. Nach dem Motto: Andere Menschen möchten leben, und diese Menschen werfen ihr Leben einfach so weg. Schande über sie.

Meinungen wie die von Jimmy, die eher dahin tendieren, dass ein Suizid einfach nur eine Form zu sterben ist, sind eher selten. Vielleicht auch deshalb, weil wir den Suizid immer noch als Ausnahme ansehen.

Wenn ich mir aber mein eigenes Leben weiter betrachte, dann ist der Suizid mindestens genauso in der Mitte der Gesellschaft angekommen wie Jimmy und jegliche andere Form zu sterben auch.

Wir verdrängen den Suizid einfach noch viel lieber, als wir es schon ohnehin mit Jimmy tun. Auch ich habe das anscheinend sehr gerne getan, denn als ich jetzt noch einmal meine Lebenslinien gedanklich durchging, war der Suizid auch immer präsent, ohne dass ich ihn beachtet habe.

Insbesondere in meiner Jugend, als ich neunzehn, zwanzig war, da war er mir sehr nah. Zum einen, da sich der Freund einer engen Schulfreundin von mir erschoss, das hatte ich tatsächlich fast schon vergessen bzw. verdrängt. Und zum anderen, da mein Vater wahrscheinlich selbst suizidgefährdet war, ohne dass ich, dass wir es als Familie wirklich sehen wollten. Ich erinnere mich aber an einen Abend, an dem meine Mutter zu mir sagte: »Geh mal bitte in den Keller nach Papa gucken. Nicht, dass er sich etwas antut.« Und natürlich erinnere ich mich jetzt wieder an den Gang in den Keller. An mein Klopfen an die verschlossene Kellertür und an den Satz meines Vaters: »Du kannst wieder nach oben gehen, ich bringe mich schon nicht um.«

Wurde jemals wieder mit mir über diesen Abend gesprochen? Nein. Habe ich jemanden ins Vertrauen gezogen? Nein.

Erst heute wird mir klar, dass ich mit einem schwerstdepressiven Vater aufgewachsen bin. Und das zu einer Zeit, in der Depressionen an sich kein Thema waren, in der sie gesellschaftlich nicht besprochen wurden und für die keine Hilfestellungen angeboten wurden. Und klar hat meine Mutter, haben wir Kinder auf unseren Vater geblickt und immer gedacht – oftmals auch gesagt: Warum sitzt er einfach nur rum? Warum unternimmt er nichts mit uns? Uns geht es doch so gut, warum zieht er dann so eine Fresse?

Heute glaube ich, Depressionen sind in etwa so, als müsse man mit zwei eingegipsten Armen schwimmen. Man weiß, wie das Ganze funktioniert, aber es fällt einem einfach alles schwerer als zuvor. Jegliche Form der Leichtigkeit fehlt. Und da macht es auch keinen Unterschied, dass man sich auf den Malediven in traumhafter Umgebung befindet, dass die Sonne scheint und man auch ansonsten keinerlei Mangel zu beklagen hat. Einzig und allein zu schwimmen raubt einem jede vorhandene Kraft. Und wenn man, um im Bild zu bleiben, keine Hilfestellungen kriegt, geht man mit den eingegipsten Armen unter, trotz aller Mühen, über Wasser zu bleiben.

Eine Depression ist eine besondere Form des Erlebens, so wie es eine Krebsdiagnose auch ist. Und ich hätte mir gewünscht, dass wir die Depression meines Vaters genauso ernst genommen hätten, wie wir es dann bei seiner Krebserkrankung taten. Natürlich wurde, um den Krebs zu besiegen, direkt ein Arzt konsultiert, und eine Chemotherapie wurde in Erwägung gezogen, um den Heilungsprozess zu begünstigen. Dafür war es dann leider zu spät, und mein Vater starb nach nur drei Monaten. Ich würde mir für Menschen mit Depressionen wünschen, dass wir genauso bei Fuß stehen, wie wir es bei anderen Erkrankungen auch tun, und alles daransetzen, um einen Heilungsprozess einzuleiten. Denn auch diese intensive Begleitung gehört dazu, wenn wir glücklicher leben wollen, bevor wir dann selbst auf Jimmy treffen.

Auch der Suizid muss ethisch und moralisch befreit werden. Deswegen wird sich nicht ein Mensch mehr und nicht ein Mensch weniger das Leben nehmen. Aber es wird eventuell den Angehörigen helfen, hinterher besser damit leben zu können. Denn natürlich sind am Ende in der öffentlichen Wahrnehmung immer die Hinterbliebenen schuld.

Ich habe damals zu beiden meiner Freundinnen, deren Partner sich das Leben nahmen, gesagt: »Es war seine Entscheidung, und niemand ist schuld. Egal, wie eure Beziehung ausgesehen haben mag, egal, wie die berufliche Karriere lief, egal, ob man eine lebensverkürzende Krankheit hatte oder nicht, am Ende ist es die eigenständige Entscheidung zu gehen. Niemand hat Schuld. ABER falls du, falls ich irgendwann einmal im Leben auch den Suizid als Lösung in Erwägung ziehen sollte, dann lass uns vorher darüber reden.«

Was also können wir gemeinsam tun, um den Suizid zu enttabuisieren?

Vielleicht beginnen wir damit, dass wir suizidalen Gedanken Raum geben. Dass wir sie erlauben und offen über sie sprechen.

Haben wir alle mal zu der einen oder anderen Zeit solche Gedanken in unserem Leben? Ich weiß es nicht. Ich hatte sie schon, habe aber noch nie mit jemandem darüber gesprochen.

Suizidale Gedanken müssen ausgesprochen werden dürfen, ohne dass man deswegen direkt verhaftet und eingewiesen wird. Und sie müssen auch im Freundeskreis und in der Familie ausgesprochen werden dürfen. Denn wenn sie da sind, dann sind sie okay. Man muss ihnen nicht nachgeben, man muss sich nicht an ihnen erfreuen, aber man hat auch nichts falsch gemacht. Man ist kein Loser, man ist nicht zwangsläufig krank.

Lasst uns darüber sprechen, schreiben, singen und so auch Raum schaffen, damit diese Gedanken sich transformieren können, damit diese Gedanken vorübergehen.

Und ja, in Zeitschriften und in Online-Artikeln, die sich mit dem Suizid beschäftigen, steht häufig daneben eine Kontaktadresse für Menschen, die selbst an einen Suizid denken. Ist das aber wirklich eine Hilfe? Müssen wir solche Hilfestellungen nicht vielmehr im öffentlichen Leben, in freundschaftlichen Gesprächen und innerhalb der Familie schaffen?

Für mich müssen Jimmy und der Suizid in Schulklassen stattfinden. Wir müssen einen ganz neuen und schuldbefreiten Zugang zu diesen Themen schaffen. Wir müssen in Schulen aktiv eine Imagekampagne für Jimmy starten. Jungen Menschen ist Jimmy und auch der Suizid nicht fremd. Suizidale Gedanken bei Kindern und Jugendlichen sind bekannt. In Schulen ist Jimmy ein oft gesehener Gast. Eltern und Großeltern sterben, Lehrer sterben, Schulkameraden sterben. Die Klassengemeinschaft und der geschützte Schulraum eignen sich hervorragend, Lebensfragen zu besprechen und die Schüler nicht nur fit für den Job, sondern auch fit fürs Leben zu machen.

Glücklich zu leben ist ein subjektives Empfinden. Nicht jeder Mensch, der reich ist, ist glücklich. Nicht jeder Mensch, der verheiratet ist, ist glücklich. Und nicht jeder Mensch mit einem geregelten Job ist glücklich.

Glück ist Ansichtssache. Glücklicher zu leben, ist eine Entscheidung. Für mich war und ist, auch in Phasen, in denen mich depressive Gedanken plagen, die Auseinandersetzung mit Jimmy kein Schritt näher hin zum Suizid, aber ein Schritt weiter hin zum Glück.

Jimmy hält mir immer vor Augen, dass alles vergeht. Er hält mir immer vor Augen, dass das Leben endet. Auch ohne mein Zutun. Gestalten kann ich nur den Moment. Und ich habe das Recht, mein Leben so zu gestalten, dass ich glücklich bin.

Nicht jeden Suizid werden wir verhindern können. In meinem weiteren Lebenslauf ist er mir noch des Öfteren begegnet. Zuletzt erst vor ein paar Monaten, als mir eine Mitarbeiterin beim Lampenaufhängen in meiner damaligen Wohnung davon berichtete, dass ihr Vater Suizid begangen hatte, indem er sich im Keller selbst einen elektrischen Stuhl gebaut hatte. Überall im Vorraum des Kellers hatte er Warnhinweise für die Polizei und Rettungshelfer angebracht, auf denen »Vorsicht Strom« stand. Es war also keine Impulshandlung. Die suizidalen Gedanken müssen ihn über Jahre hinweg begleitet haben.

Für meine Mitarbeiterin war der Suizid des Vaters noch immer unfassbar.

Noch mal: Wir werden zukünftig nicht jeden Suizid verhindern können. Aber wir können ein gesellschaftliches Klima, eine Atmosphäre in unseren Familien schaffen, in denen jeder von uns sagen darf: »Ich hatte gestern zum ersten Mal den Gedanken, dass es nicht schlimm sei, wenn ich jetzt sterbe.« Nur dann können wir reagieren, entgegnen, helfen und eventuell antworten: »Du, den Gedanken hatte ich auch schon einmal.«

Mir sind die Schwierigkeiten, die viele mit diesem Thema haben, bewusst. Denn in erster Linie herrscht die allgemeine Angst bei dem Thema vor, man könne etwas falsch machen. Etwas Falsches sagen, hinterher am Suizid einer Person schuld sein.

Nein! Das Gegenteil ist der Fall: Wenn wir nicht lernen, natürlich mit dem Thema umzugehen, implizieren wir immer wieder, dass suizidale Gedanken etwas Schlimmes und der Suizid selbst das Verwerflichste sei. Das verunsichert, treibt in die Isolierung und unterstützt suizidale Gedanken.

Und ja, es gibt Teenager, die beim ersten Liebeskummer sterben möchten. Ganz real. Unterstützen wir sie bei diesem Wunsch, wenn wir den Suizid enttabuisieren?

Nein. Wir unterstützen sie in ihren Gedanken, wenn wir den Suizid weiterhin nicht besprechen.

KAPITEL 15

Pimp your funeral

Ich fand es schon immer etwas irritierend, wenn gesagt wird: Der Hochzeitstag soll der schönste Tag im Leben sein. Ich empfinde das eher als traurig, vor allem, wenn wir vielleicht schon mit zwanzig Jahren heiraten. Heißt das dann, den schönsten Tag im Leben, den haben wir mit zwanzig erlebt? Kein Tag danach war schöner?

Ich bin der festen Überzeugung, dass der letzte Tag im Leben auch der beste sein muss, nicht der Hochzeitstag. Und die letzte Party, die muss auch die beste sein. Das ist unsere Beerdigung.

In der Regel ist es so, dass Beerdigungen erst geplant werden, wenn jemand verstorben ist. Bei meiner Mutter war es so, dass sie am frühen Morgen starb und wir sechs Stunden später am Vormittag bereits beim Bestatter saßen und die Formalitäten für die Beerdigung klärten.

Das wurde recht sachlich anhand einer Liste gemacht: Orgelspiel: ja oder nein? Was soll die Verstorbene tragen im Sarg? Und etliche weitere Fragen, auf die wir eigentlich gar keine Antworten hatten. Die Kreuze wurden dann hier oder dort gesetzt, und fertig war die Beerdigung.

Ich hätte gerne ein paar Worte gesagt während der Trauerfeier. Ehrliche Worte, wie ich sie gegenüber der Bestatterin erwähnte. »Was genau meinen Sie mit ehrlichen Worten?« »Damit meine ich, dass ich nicht in Floskeln oder Phrasen reden möchte und meine Mutter gerne so porträtieren mag, wie sie auch wirklich war, auch mit Ecken und Kanten.«

Das war dann wirklich zu viel des Guten, und ich wurde kurz zur Seite genommen: »Also einen nicht positiven Charakterzug, den darf man in einer Trauerrede nicht benennen, das gehört sich nicht.« Ich dankte für den Hinweis, und als der Rest meiner Familie der Bestatterin zustimmend zunickte, war für mich klar, dass ich keine Rede halten würde. Meine Lust an der und auf die Beerdigung war dahin.

Wir wurden dann auch gefragt, ob wir meine Mutter noch mal sehen wollen. Doch allen aus meiner Familie war klar: auf gar keinen Fall. Es ist am besten, wir behalten sie so in Erinnerung, wie sie war. Ich wiederum wollte sie gerne noch mal sehen, fühlte mich aber irgendwie im Gruppenzwang und sagte dann auch: Besser, wir behalten sie in guter Erinnerung, wie sie noch lebte. Als sei meine Mutter von einem LKW überrollt worden. Meine Mutter starb an Krebs in ihrem Bett. Sie wurde aufgebahrt, gewaschen und lag jetzt einfach nur tot da. Was, bitte sehr, sollte an diesem Anblick so schlimm sein?

Ich musste dann einige Zeit später noch mal ins Beerdigungsinstitut, um Kleidung für meine Mutter vorbeizubringen. Kurz bevor ich wieder gehen wollte, fragte mich die Bestatterin abermals: »Und Sie möchten Ihre Mutter wirklich nicht noch mal sehen?« Ganz spontan sagte ich: »Doch! Doch, das möchte ich.« Es war damals sehr gut, dass ich nicht wusste, was das kosten würde, denn sonst hätte ich es nicht getan. Es ist generell ein Unding, dass bei dem ganzen Fragenkatalog, den wir abhakten, unter keinem Punkt ein Preis stand. Aber zu den Kosten von Beerdigungen kommen wir später noch.

Für mich wurde es dann ein sehr schöner Vormittag mit meiner toten Mutter. Als ich vor ihrer Tür stand, um in den Raum einzutreten, in dem sie lag, überkam mich eine große Angst. Ich war kurz davor, wieder umzudrehen. Doch als ich dann eintrat und sie sah, da war alles gut. Es herrschte eine Klarheit und ein Frieden, wie weder zuvor noch jemals danach. Denn das kann ich aus Erfahrung sagen: Nur weil jemand stirbt, ist er nicht weg. Er ist weiterhin da, in Träumen, in Gedanken, in Erinnerungen, im eigenen Spiegelbild. Und ich meine das jetzt gar nicht nur im verklärten Sinne von wegen: Im Herzen wirst du stets bei uns sein. Ich meine das tatsächlich ganz real: Meine Eltern sind nicht totzukriegen. Sie sind mir manchmal in der Tat sogar noch zu präsent. Und so sehe ich die Beziehung zu meiner Mutter auch als eine immer noch andauernde. Auch wenn dieser Körper, der damals tot vor mir lag, nicht mehr da ist.

Ich kann jedem nur empfehlen, sofern er den Wunsch verspürt, noch mal ganz bewusst von dem toten Körper Abschied nehmen zu wollen, dies auch zu tun. Egal, was jemand anderes dazu sagt. Generell müssen wir diese ganzen uralten Denkmuster und Einschränkungen, die es in Bezug auf eine Beerdigung gibt, schnellstmöglich über Bord werfen.

Erst neulich erzählte mir eine sehr progressive und tolle Bestatterin hier aus Berlin, dass sie eine Beerdigung für eine junge Frau ausrichtete. Ihre Freunde wünschten sich, mit Luftballons die Trauerhalle außen zu schmücken. Aber so einfach geht das natürlich nicht. Denn dafür braucht es eine Genehmigung. Sie sagte dann zu der Familie: »Ach, macht einfach!« Als am Tage der Beerdigung nun die Luftballons – ehrlicherweise muss man dazu sagen, es waren derer viele – vor der Trauerhalle platziert wurden, dauerte es keine fünf Minuten, bis der Friedhofswächter in einem Golfwagen ankam, um die Genehmigung zu prüfen. Meine Freundin, die Bestatterin, hat ihn dann ganz charmant eingefangen und dazu gebracht, ein Auge zuzudrücken. Aber es kam die Ansage: »Ausnahmsweise, denn so geht es eigentlich ja nicht.«

Ich meine: Hallo! Wir reden von Berlin, wir reden von den 2020er-Jahren.

Ich erinnere mich noch, wie in Dortmund vor ein paar Jahren ein kleiner Junge starb, der Borussia-Dortmund-Fan war. Er wünschte sich auf seinem Grabstein das BVB-Logo in Schwarz-Gelb. Als seine Eltern dies für ihren Sohn einrichten lassen wollten, wurde es ihnen verboten. Das Ganze ging dann auf Facebook viral, und letztendlich durfte die Familie diesen Wunsch ihres Sohnes auch umsetzen.

Ich finde es untragbar, dass Familien, die einen geliebten Menschen verloren haben, unmittelbar nach dem Verlust überhaupt auf Widerstände stoßen. In dieser Lebensphase muss es heißen: Wie können wir helfen? Das ist gar kein Problem! Konzentrieren Sie sich jetzt auf Ihre Trauer. Wir kümmern uns.

Wir brauchen eine komplett neue Bestattungskultur und speziell geschultes Personal in den Behörden, das auf emotional herausgeforderte Menschen, um es mal so zu nennen, eingeht. Personal, das Verständnis hat und zu kreativen Lösungen abseits von Regeln und Vorschriften im Rahmen der Legalität bereit ist.

Es ist beispielsweise legal möglich, die Urne seines Kindes zu Hause aufzubewahren.

Meine Initiative »Superhelden fliegen vor« stellt auf Instagram in regelmäßigen Abständen unseren »Superhelden des

Monats« vor. Das sind zumeist junge Menschen, die uns sehr beeindrucken. Manchmal sind es auch bereits verstorbene, wir sagen: vorgeflogene Superhelden. So auch Pascal. Wir stellten ihn im Juli 2021 als unseren Helden des Monats vor:

»Pascal hat am 28.06.1991 als absolutes Wunschkind mit dem Downsyndrom das Licht der Welt erblickt. Früher als geplant kam er in der 33. SSW auf die Welt und hatte noch zwei schwere Herzfehler und einen Darmverschluss im Gepäck. Daraus folgten über die Jahre viele Operationen, wodurch er wochenlang um sein Leben kämpfen musste.

Von klein auf war Pascal ein fröhliches Kind, das aber auch stinksauer werden konnte, wenn etwas nicht klappte. Er war ein absoluter Familienmensch und liebte seine jüngere Schwester, gemeinsame Ausflüge, Essengehen und Urlaube.

Am Freitag, dem 13.01.2017, erhielt Pascal die Diagnose Hodenkrebs. In einer Operation wurde deswegen der linke Hoden drei Tage später entfernt. Das MRT und Blutkontrollen waren im Anschluss im grünen Bereich. Ein gutes halbes Jahr später waren die Werte plötzlich so schlecht, dass eine stationäre Chemotherapie angefangen wurde. Diese vertrug Pascal nicht sonderlich gut, wodurch eine ambulante Chemotherapie startete. Es ging ihm immer schlechter, bis die Ärzte herausfanden, dass er sich den Krankenhauskeim ESBL-Coly eingefangen hatte. Der vorher gelegte Port musste entfernt werden. Währenddessen war Pascals Mutter stets an seiner Seite.

Am gleichen Abend musste Pascal in ein künstliches Koma gelegt werden, da seine Werte und sein Blutdruck derart schlecht waren. Doch auch dies half nicht.

Am 08.08.2017 ließ Pascals Mutter die Maschinen abstellen – nach all den Kämpfen.

Pascal konnte diesen Kampf einfach nicht gewinnen.

Die Abschiedsfeier für Pascal fand bei der Familie zu Hause statt – mit all den Menschen, die für ihn in der Zeit da waren. Noch heute steht seine Urne mitten im Haus auf dem Klavier, auf dem er immer rumgeklimpert hat.«

So weit unser Post auf Instagram. Wir bekamen daraufhin sehr viele Nachrichten und Kommentare, wie es denn machbar gewesen sei, die Urne mit nach Hause nehmen zu dürfen. Es entstand eine lebhafte Debatte in den Kommentaren zu dem Post. Pascals Mama erklärte den Fragenden, dass es über Umwege mit einem Urnengrab in der Schweiz legal möglich ist.

Ich bin diesbezüglich kein Experte. Was die Reaktionen auf unseren Post auf Instagram aber zeigen, ist, dass es einen unheimlich großen Diskussionsbedarf gibt. Dass es eine große Nachfrage nach individuellen Bestattungsformen gibt. Und dass wir endlich anfangen müssen, auch die Bestattungskultur neu zu definieren und zu gestalten.

Wer von uns möchte denn wirklich noch in einem Bestattungsinstitut sitzen, am besten mit einem Schaufenster, das mit drei Urnen geschmückt ist, und in einem trostlosen Ambiente die Beerdigung eines geliebten Menschen planen? Es gibt ganz wunderbare Bestatter. Es gibt aber auch eine Vielzahl an Bestattern, die ihre Mitarbeiter u. a. auf Provisionsbasis bezahlen. Geht's noch? Wir brauchen transparente, bezahlbare Angebote, die Spaß machen. Ja, auch eine Beerdigung zu planen muss Spaß machen.

Lasst uns die Beerdigung als die letzte Party des Verstorbenen ansehen.

Die Trauerfeier muss den Charakter des Verstorbenen widerspiegeln. Ich möchte nicht mehr fragen müssen, ob ich Luftballons steigen lassen darf. Ich möchte nicht einmal fragen müssen, ob ich mit der Harley-Davidson des Verstorbenen den

Sarg transportieren kann. Ich möchte frei sein von jeglicher Art von erhobenem Zeigefinger, sofern meine Wünsche niemanden in seiner Freiheit einschränken oder verletzen.

Lasst uns dieses muffige und schwarze Tuch der Betroffenheit, das über diesem ganzen Thema liegt, lüften. Lasst Licht, Liebe, Leichtigkeit und Transparenz sich durchsetzen und lasst uns auf Beerdigungen das Leben feiern und nicht vor Langeweile selbst eingehen.

Was wir jetzt brauchen:

Junge und kreative Bestatter und Bestatterinnen, die sich trauen, ihre Räumlichkeiten beispielsweise pink anzumalen. Die uns in unserem Alltag abholen und mutig neue Produkte entwickeln, die Spaß machen.

Transparente Kosten: Beerdigungen müssen für alle bezahlbar sein. Einzelne Posten müssen vorab auf einer toll designten Website des Bestatters ersichtlich sein, damit wir uns vorab und in Ruhe informieren können. Es geht nicht an, dass Menschen nur Stunden, nachdem Jimmy sie zu Hause besucht hat, Dienstleistungen buchen, ohne ihre Kosten zu kennen.

Wir müssen ganz schnell davon weg zu denken, der Wert des Verstorbenen könne durch eine teure Beerdigung visualisiert werden.

Lasst uns die Beerdigung mit dem Sterbenden gemeinsam planen. Was sind die Lieder seines Lebens? Was hat er immer genossen zu tun: Rauchen, saufen, kiffen, knutschen …, was auch immer. Und dann lasst uns das auf seiner Beerdigung tun.

Für mich ein ganz wichtiger Punkt: Lasst uns den Verstorbenen ehren, indem wir auch seine Ecken und Kanten benennen. Ein Mensch wird durch sein Sterben nicht automatisch zum guten Menschen. Lasst uns den Menschen als Ganzes betrachten. Wir dürfen dankbar sein für die schönen gemeinsamen Momente und wir dürfen auch dankbar sein, wenn an der einen oder anderen Stelle durch sein Sterben etwas vielleicht auch leichter werden mag. Das ist okay!

Dann brauchen wir mehr digitale Angebote! Auch hier müssen wir uns ganz schnell bewegen und uns an die Realität der jetzigen, digitalen Generationen anpassen.

Ich wünsche mir eine Website, auf der wir unsere eigene Beerdigung pimpen können.

Welche Bestattungsformen gibt es überhaupt? Welcher Redner passt zu mir? Das ist ein ganz wichtiges Thema. Wie kann es sein, dass Trauerredner ausgesucht werden, ohne diese zu kennen? Wäre es nicht wunderbar, wenn es eine Datenbank mit Rednern gäbe, eine Website mit Videos von ihnen, die wir uns im Vorfeld anschauen können. Damit wir eine Wahl haben.

Eine Wahl zu haben ist elementar wichtig, wenn wir unsere letzte Lebensphase gestalten möchten. Ohne Wahl müssen wir das hinnehmen, was momentan möglich ist. Und das ist meistens zu wenig.

Wir müssen Angebote aus allen Bereichen des Sterbeprozesses miteinander vernetzen. Die Sterbebegleitung, die medizinische Versorgung, die Beerdigung und die Trauerbegleitung sind nicht unabhängig voneinander zu betrachten. Sie sind die wichtigsten Bestandteile eines perfekten Endes. Sie müssen sich ergänzen, ineinandergreifen und so individuell wie nur möglich an die Wünsche des Sterbenden angepasst werden.

Warum können wir die Beerdigung nicht auch schon zu Lebzeiten des Sterbenden feiern? Die Trauerfeier vorziehen und daraus die letzte und beste Party des Lebens machen? So könnten wir wirklich Abschied nehmen. So könnten wir bewusst Jimmy akzeptieren und ihn einladen, Teil der Party zu sein.

In unserer globalisierten Welt wird auch das Streaming der Beerdigung immer wichtiger werden. Wir haben Freunde auf der ganzen Welt. Nicht jeder kann zur Beerdigung anreisen. Warum also nicht das Ganze live streamen? Corona hat gezeigt, wie wenig digital wir insbesondere in der Bestattungskultur unterwegs sind. Online-Trauerfeiern anzubieten ist nur sehr wenigen Bestattern in den Sinn gekommen.

Auch der Friedhof ist für viele junge Menschen nicht mehr unbedingt der Ort, an dem sie Verstorbener gedenken. Getrauert wird heute auch oftmals online. Die Social-Media-Profile von uns bleiben, auch wenn wir verstorben sind, bestehen, und unsere Familie, Freunde und auch Fremde schauen sich in der Retrospektive unser Leben an. Unsere Fotos, unsere Postings, unsere Kommentare bleiben sichtbar.

Und auch der Friedhof muss sich verändern. Ich war letztens in Dortmund auf dem Ostfriedhof. Das war schon deswegen toll, weil ich mit Frida unterwegs war und Hunde dort erlaubt sind. Dass das alleine schon innovativ ist, zeigt, wie viel sich noch bewegen muss. Es sind dort auch Fahrräder, Skateboards, Kinder und lachende Menschen erlaubt. Wahnsinn! Was hat sich dadurch entwickelt? Ein lebendiger Friedhofspark, in dem sich fröhliche und trauernde Besucher gleichermaßen begegnen.

Jeder Friedhofsvorsteher muss sich wirklich fragen: Fühlt sich ein Trauernder durch einen Hund, durch einen Radfahrer gestört, oder fühlt er sich mit seiner Trauer dann vielleicht immer noch als Teil einer Gemeinschaft und muss nicht das Gefühl haben, er dürfe seiner Trauer keinen Raum geben?

Die Bedürfnisse von Sterbenden, Trauernden und Hinterbliebenen haben sich geändert und ändern sich fortwährend. Wir können nicht einfach denken: Ach, gestorben wird immer, und es wird immer genügend Menschen geben, die die Beerdigung einfach so schnell wie möglich hinter sich bringen möchten.

Nein! Es werden tagtäglich mehr Menschen, die genau dies nicht wollen. Und die Bestatter und im Bestattungswesen involvierten Beschäftigten, die sich jetzt nicht bewegen, die nicht anfangen, diese Wünsche ernst zu nehmen, die werden irgendwann nichts mehr zu tun haben. Und das ist auch gut so. Denn ja, gestorben wird immer. Aber zukünftig individueller. Daran führt kein Weg vorbei.

Die Friedhöfe zu öffnen und auch Leben dort zuzulassen, das ist nur ein erster Schritt. Warum gibt es keine Grabsteine, auf denen ein QR-Code zu finden ist, der zu den Social-Media-Profilen der Verstorbenen oder zu einem Foto, einem Video, was auch immer führt? Das ist nur eine Idee, nur ein Gedanke von vielen. Wir müssen neue Angebote schaffen und die bereits bestehenden Alternativen viel mehr feiern und davon erzählen.

Natürlich können wir in Deutschland auch seebestattet werden. Wir können uns auch einen Baum in einem Friedwald aussuchen, so wie es unsere erste Superheldin Jana getan hat. Wir können uns teilanonym und anonym beerdigen lassen. Vieles geht, von dem nur die wenigsten wissen.

Für mich ist auch in dem Bereich wieder einmal Philipp Mickenbecker von »The Real Life Guys« ein großer Wegbereiter. Seine Beerdigung war so frei und von so wenigen Scheren im Kopf gestaltet, dass ich echt nur sagen kann: Wow und danke! Er wurde in einer Badewanne beerdigt, denn mit einer fliegenden Badewanne fing für »The Real Life Guys« alles auf YouTube an. Die Gäste der Beerdigung trugen alle ausnahmslos Weiß. Philipps Freunde erzählten von ihm, es wurde gesungen, und Luftballons gab es auch. Es war eine absolut persönliche Feier des Lebens von Philipp.

Wenn das für Philipp möglich war, dann ist es auch für jeden von uns möglich. Wir müssen es nur wollen, benennen und, wie so oft, planen!

Am wichtigsten ist, wie bei so vielen Themen zuvor, dass wir uns einmischen!

Unser persönliches, individuelles, selbstbestimmtes Sterben gestaltet sich nicht von allein.

Epilog

Mittlerweile glaube ich, dass Jimmy der beste Freund ist, den man haben kann. Denn zu sterben reinigt, erneuert, und es macht uns alle gleich.

Wenn wir alle im Bewusstsein unserer eigenen Endlichkeit leben würden, wenn wir uns jeden Tag begegnen würden, als wäre es unser letzter, wie würde unser Alltag aussehen?

Würden wir uns dann begegnen und sagen: »Ich sterbe heute Abend und ich wollte dir nur noch sagen, du schuldest mir noch zwanzig Euro, ich hatte vor zwei Wochen deine Pommes und das Bier bezahlt.« Oder würden wir uns begegnen, uns ansehen und sagen: »Ich sterbe heute Abend, und ich werde dich davor noch bei der Geschäftsführung anzeigen, weil du immer den mir zugewiesen Parkplatz im Parkhaus nutzt, das finde ich nicht korrekt.«

Wie würden wir leben wollen, wenn wir nur noch einen Tag zu leben hätten? Wenn Jimmy schon in seinen besten Chucks auf uns wartend an der Ecke stehen würde?

Ich versuche, diese Frage so oft wie möglich so zu beantworten: Ich würde genau dasselbe tun wie das, was ich gestern gemacht habe. Ich würde niemandem noch einmal sagen wollen, dass ich ihn liebe, weil ich es bereits gestern gemacht habe. Ich würde nicht noch einmal ans Meer fahren, weil ich dort gerade bin.

Glück ist immer nur ein Moment. Glücklich leben bedeutet, diesen Moment zu realisieren, ihn wahrzunehmen und dankbar für das Erlebte zu sein.

Sterben lernen heißt leben lernen. Ich kann es nicht oft genug sagen: Der letzte Tag im Leben muss auch der beste sein. Unabhängig vom körperlichen Zustand müssen wir auf unser gelebtes Leben zurückblicken und es für gut befinden. Glücklich darüber sein, gelebt zu haben. Unser aller Körper wird vergehen. Unser individuelles, gelebtes Leben, all unsere Erfahrungen und Erlebnisse, unsere Lieder und Lebenslinien, die bleiben im kollektiven Bewusstsein bestehen.

Lasst uns mit Freude Jimmy begegnen. Lasst uns neue Wege und Straßen bauen, auf denen wir unsere letzte Reise antreten können. Gemeinsam! Durch unsere Geburt und durch die Begegnung mit Jimmy sind wir alle miteinander verbunden. Lasst uns dieses unsichtbare Band nutzen und uns gegenseitig beim Vorangehen in das nächste Leben, in diese unbekannte, neue Welt unterstützen.

Ich wünsche uns allen, dass wir anfangen, die letzte Lebensphase zu gestalten. Dass wir am letzten Morgen unseres Lebens um uns herum alles so vorfinden, wie wir es uns wünschen. Dass es ein perfekter Tag zum Sterben sein mag. Dass wir einen letzten Atemzug nehmen, freudig loslassen und dann gemeinsam mit Jimmy zweistimmig singen: So ein Tag, so wunderschön wie heute.

Und wenn ich dann sterbe
Leute, glaubt mir, ach, das wird ein Spaß
Dann denke ich doch nicht an mein Erbe
Aber liege einfach nur im Gras
Ich dreh mich um, denk: leckt mich
Und lauf ins Licht.

Dada Peng

Weiterführende Links findest du über diesen QR-Code:

SCAN ME

Die Themen des Buches behandelt Dada Peng auch auf der zeitgleich erscheinenden CD »Superhelden fliegen vor – 22 Lieder & Gedichte vom Glück gelebt zu haben«.

Es sind Texte und Melodien von Dada Peng, die von fabelhaften Künstlern wie Axel Prahl, Ulrike Folkerts, MARY, Louis Held, Bianca Nawrath u. v. a. interpretiert werden.

Eine wunderbare Möglichkeit sich Jimmy auch auf emotionaler Weise durch Musik und Poesie anzunähern.

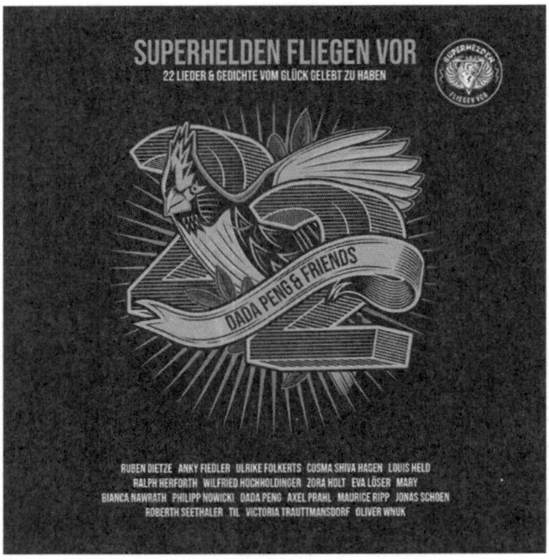